Dr. med. Berndt Rieger

POWERPFLANZEN

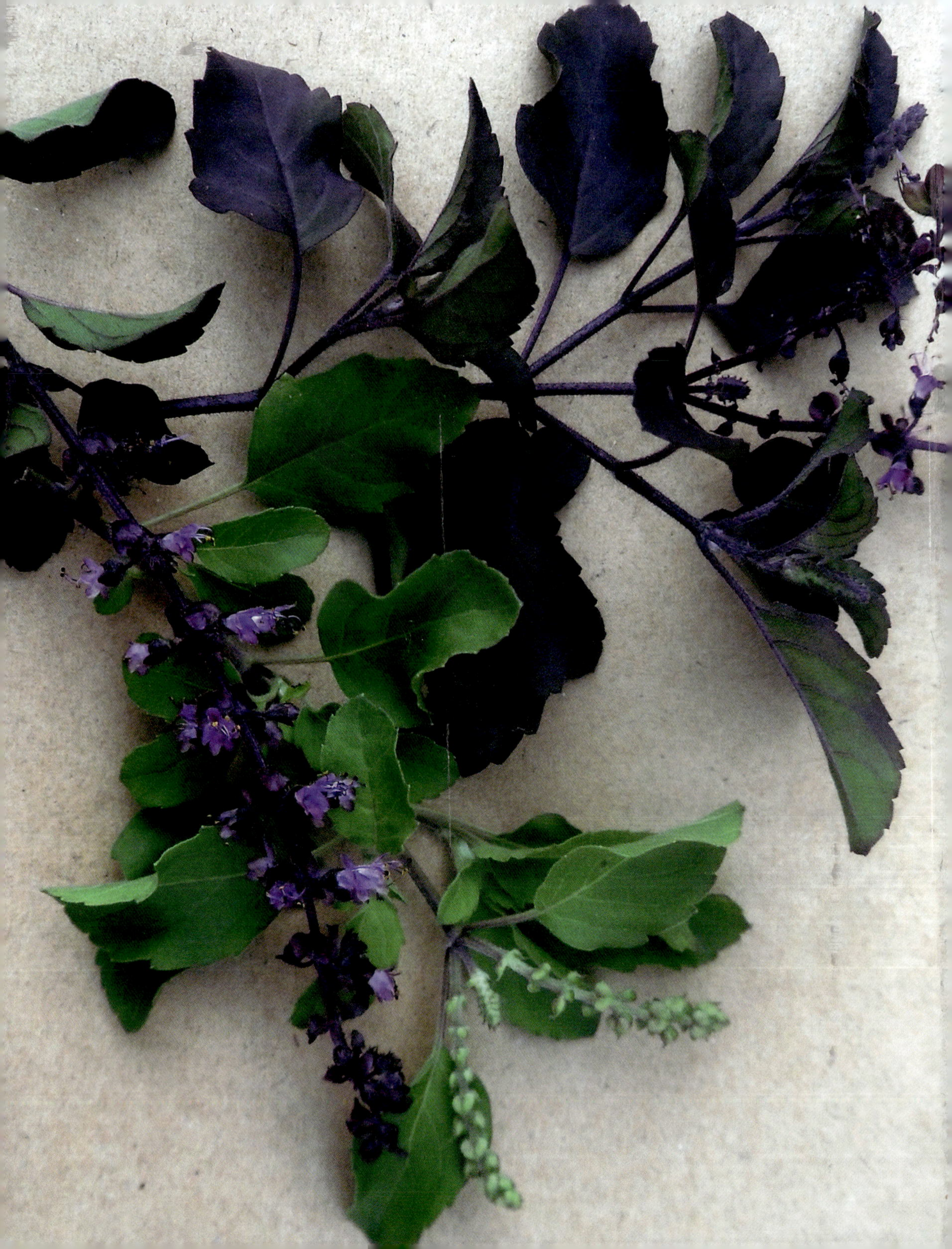

Dr. med. Berndt Rieger

POWER PFLANZEN

FÜR DIE INNERE BALANCE

Mit Adaptogenen den
Körper ganzheitlich stärken

NIKOL
VERLAG

Bildnachweis:
Adobe Stock: Seite 56, 168; alle übrigen Fotos von Shutterstock.

Wichtige Hinweise
Die Wissenschaft ist ständig im Fluss. Die vorliegenden Informationen beruhen auf gründlicher Recherche des Autors und auf seiner Erfahrung. Sie wurden nach bestem Wissen und Gewissen von ihm geprüft. Ziel des Buches ist es, die aktuellen Erkenntnisse zu den Adaptogenen und ihren Wirkstoffen aufzuzeigen, wobei die Betreuung durch einen Therapeuten hiermit nicht ersetzt werden soll.
Alle Angaben, Empfehlungen und Informationen sind ohne jegliche Verpflichtung oder Garantie des Autors. Für die Angaben zu den aufgeführten Produkten kann weder seitens des Autors noch seitens des Verlages eine Gewähr übernommen werden. Der Leser sollte in jedem Fall seinen Therapeuten um Rat fragen, verordnete Medikamente nicht eigenmächtig absetzen und die Anwendung der hier genannten Präparate auf seinen speziellen Bedarfsfall vom betreuenden Therapeuten prüfen lassen.

Aus Gründen der Lesbarkeit wird bei Personenbezeichnungen die männliche Form gewählt, es ist jedoch immer die weibliche Form mitgemeint.

Dr. med. Berndt Rieger im Internet: www.hormonie.org

1. Auflage 2025
Genehmigte Lizenzausgabe 2025 für
Nikol Verlagsgesellschaft mbH & Co. KG, Barkhausenweg 11, 22339 Hamburg

Umschlaggestaltung: Nele Schütz Design unter Verwendung von Shutterstock/Arybandit (Tulsi), VIRTEXIE (Schisandra), spline_x (Bärenschote, Rhodolia), Flower_Garden (Taigawurzel), Photoongraphy (Indischer Wassernabel), Gummy Bear (Rosenwurz), Hortimages (Schlafbeere), Hossain Amir (Kleines Fettblatt), Quang He (Echinacea)
Lektorat: Gabriele Gaßmann, Stuttgart
Satz: VerlagsService Dietmar Schmitz GmbH, Heimstetten
Repro: Longo AG
Druck und Bindung: DZS Grafik d.o.o.
Printed in Slovenia
ISBN: 978-3-86820-844-3

info@nikol-verlag.de
www.nikol-verlag.de

Inhalt

Anti-Ager 104

Immunbooster 135

Aktivatoren 166

Anhang 182

Die Welt der Adaptogene

Es gibt Pflanzenstoffe, die uns unterstützen können, erhöhte physische, psychische und emotionale Belastungssituationen zu überstehen. Vorbeugend eingesetzt, gewinnen wir mit ihnen aber auch mehr Energie, Gelassenheit, Gesundheit, Schönheit und Wohlbefinden. Man findet dieses Wunder der Natur in einzigartigen Heilpflanzen, die nicht einmal exotisch sein müssen. Sie wachsen auch im eigenen Kräutergarten oder auf dem Balkon.

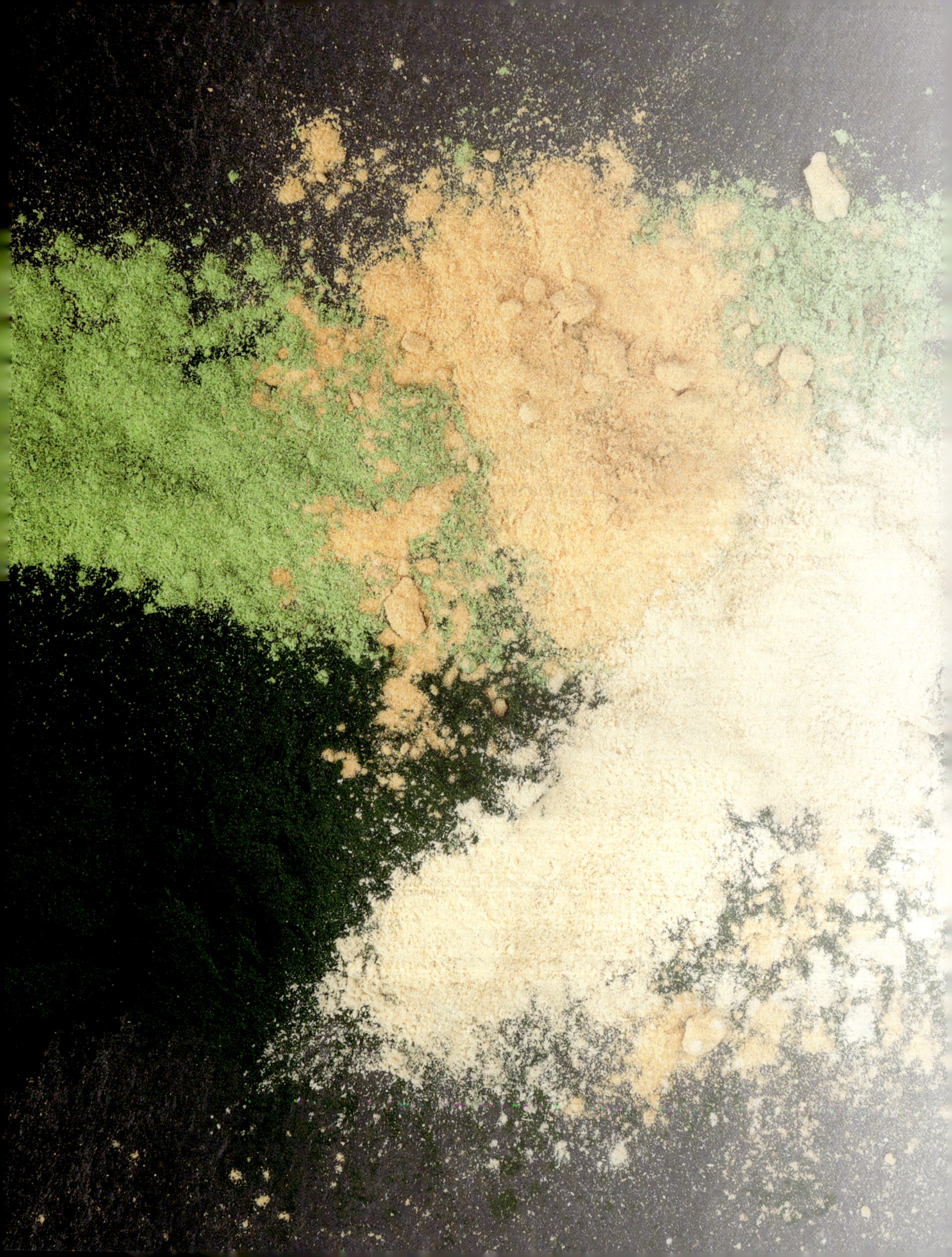

Wenn ich in den Wald gehe, ziehe ich mich aus der Hektik meines Lebens zurück, die mich schwächt oder sogar krank macht. Ich kann »herunterfahren«, komme mehr zu mir, in meine Mitte. Ich erhole mich, ich tanke Kraft. Doch welche Kraft ist das? Und was genau findet hier konkret auf biochemischer Ebene statt? **Es gibt im Wald weniger Schadstoffe, die Luft ist frischer, aber es gibt dort auch Wirkstoffe, die unseren Geist, unsere Seele und unseren Körper unterstützen.** Sie helfen ihm, die Wirkung der Schadstoffe abzuwehren. Wie die Entdecker der japanischen Waldmedizin vor einigen Jahren herausgefunden haben, spielen die Absonderungen und Ausdünstungen zahlreicher Pflanzen, die in der Natur vorkommen, eine entscheidende Rolle bei der regenerativen Wirkung eines Waldaufenthaltes. Sie verstärken die erholsame Wirkung der Effekte Ruhe und Entspannung mit Botenstoffen, die unsere Hormondrüsen konkret mit Wirkstoffen unterstützen. Dabei entlasten sie vor allem die bei Stressvorgängen aktivierten Nebennieren. Diese Pflanzen stellen auch Wirkstoffe zur Verfügung, die die Regeneration von Körperstrukturen unterstützen. Manche von ihnen haben hier eine stärkere Wirksamkeit als andere. Wenn man ihre Früchte, Blätter oder Wurzeln gezielt einnimmt, kann diese Wirkung noch verstärkt und intensiver zur Stärkung des Körpers und der Seele oder zur Aktivierung und Behebung von Defiziten in unserem Organismus eingesetzt werden.

Auf der Suche nach Arzneien gegen Stress, Burn-out und Zivilisationskrankheiten wird die medizinische Forschung also bei Pflanzen fündig, die im hohen Maße biologisch aktive Stoffe aufweisen. Diese können unserem Organismus dabei helfen, seine Kräfte gegen körperliche und emotionale Stresssituationen zu stärken. Sie wirken unterstützend dabei, uns an belastende Situationen zu gewöhnen, uns ihnen anzupassen (uns an sie zu adaptieren). Diese Pflanzen nennt man »Adaptogene«, aber auch »Powerpflanzen« oder »Superfoods«. Sie helfen dem Menschen, sich den schädlichen

Einwirkungen von Umweltfaktoren entgegenzustellen. Dabei können sie die großen Heiler Liebe, Schlaf, gute Ernährung und regelmäßige Bewegung nicht ersetzen, aber sie können sie herbeiführen, ermöglichen und unterstützen. Wem es gelingt, diese Pflanzen sinnvoll in seinen Lifestyle einzubauen, der gewinnt eine Möglichkeit, seine Körperstruktur zu schonen, sie länger aktiv zu halten und Vitalität zu bewahren. Diese Erkenntnis steckt hinter dem alten Begriff »Rasayana«, der im Ayurveda für diese Pflanzen gebraucht wird, und übersetzt so viel wie »Verjüngungsmittel« heißt.

AYURVEDA

Die traditionelle indische Heilkunst wird Ayurveda (»Wissen vom Leben«) bezeichnet. Sie besagt, dass Prana (»Lebensenergie«) nur erhalten werden kann, wenn sich die Elemente der Natur im richtigen Verhältnis im Körper mischen. Diese Harmonie ist die geglückte Verbindung der drei sogenannten Doshas, die da sind:

Vata aus Luft und Äther. Dieses Dosha ist trocken und kühl und herrscht im Alter vor.

Pitta aus Feuer und Erde. Dieses Dosha des frühen und mittleren Erwachsenenalters ist von Hitze und Trockenheit geprägt.

Kapha aus Erde und Wasser. Dieses Dosha ist in der Kindheit am stärksten, es vermengt zwei feuchte Elemente miteinander und ist kühl.

Der Alterungsprozess bewirkt, dass Wärme und Feuchtigkeit weniger werden. Verjüngungsmittel zielen darauf ab, diese Eigenschaften zu bewahren. Alle Arzneien, die in diese Richtung wirksam sind, erhalten die Gesundheit gegen Stresseinwirkung, verbessern Reparaturarbeiten und bewirken dadurch, dass wir länger gesund bleiben und leben. Arzneien, die das fördern, nennt man heute Adaptogene. Welches Adaptogen für den einzelnen Menschen in welcher Situation besonders hilfreich ist, kann von einem erfahrenen Therapeuten individuell ausgewählt werden. Im Ayurveda gibt es aber auch die Anstrengung, Pflanzen miteinander zu mischen, um eine möglichst umfassende harmonisierende Wirkung zu erreichen und damit Allheilmittel zu gewinnen, die mit der Nahrung aufgenommen werden und die sich für die Behandlung aller Menschen eignen.

Diese Arzneien machen unseren Körper nicht nur stärker und widerstandsfähiger, sondern sie mindern auch den Verschleiß, halten uns länger jung und lassen uns auch jung aussehen. Das eine geht hier mit dem anderen Hand in Hand, und so weisen die Motive von Menschen, Adaptogene einzunehmen, im Grunde genommen alle in eine gemeinsame Richtung: Sie wollen aktiver sein und länger durchhalten, die Lebenskraft und Lebenslust steigern, das Immunsystem gegen Krankheiten und Infektionen rüsten und bis ins hohe Alter ihre Vitalität und Jugendlichkeit bewahren. Das gelingt, wenn wir unsere Stressantwort moderater gestalten, unsere Hormonkraft sparsamer einsetzen und damit die Organreserve schonen.

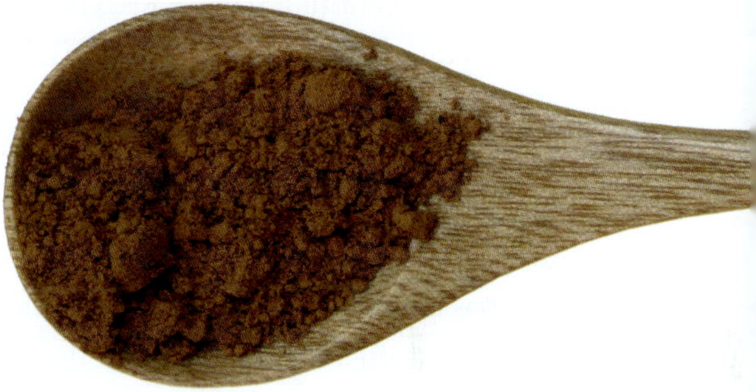

Was passiert in unserem Körper bei einer Stressbelastung?

Hier müssen wir zuerst über unsere Nebennieren sprechen. Sie sind dazu da, unter einer Stressbelastung Hormone zu bilden, die unserem Körper dabei helfen, diese abzufangen, auszugleichen und zu überwinden. Dazu stehen etwa 45 Hormone zur Verfügung, die, je nach Art des Stressfaktors, eine hoch differenzierte Antwort auslösen. Ein klassisches Beispiel ist die Kampf- oder Flucht-Reaktion, bei der das Herz schneller schlägt und der Blutzucker steigt, um der Muskulatur mehr Energieträger zur Verfügung zu stellen. Diese Reaktion wird vor allem durch Cortisol, das wichtigste Stresshormon, hervorgerufen. Wenn mein Lebensstil hektisch ist, schütte ich schneller und häufiger Cortisol aus, verstärke die Zeiten, in denen ein erhöhtes Cortisol im Blut vorhanden ist, und belaste damit das Kreislaufsystem, überfordere den Stoffwechsel und kann damit eine Reihe von Folgestörungen auslösen. Dies kann beginnen mit einer Funktionsstörung der Schilddrüse bis hin zur Entzündung dieser wichtigsten

Hormondrüse. Ich fördere im zentralen Nervensystem die Ausbildung von Ängsten, Schlafstörungen, Gefühlsschwankungen und Depression. Gelingt es mir, mit Ruhe, Entspannung, Liebe und Schlaf mein System herunterzufahren, kann ich diese Reaktion wieder ausgleichen. Ernähre ich mich zuckerarm und mit wenigen schnell aufspaltbaren Kohlenhydraten, steigen meine Möglichkeiten, einen Cortisolüberschuss hormonell zu überwinden. Das passiert vor allem dann, wenn ich alle Vitalstoffe zur Verfügung stelle, die mein Stoffwechsel braucht. Auch mit regelmäßiger und wohl dosierter Bewegung kann ich meine Nebennieren trainieren, Hormone adäquat auszuschütten und den Körper wieder herunterzufahren.

Auf diesem Weg sind adaptogene Pflanzen eine wertvolle Hilfe, denn sie beinhalten Stoffe, die den Nebennieren dabei helfen, Cortisol zu sparen. Sie erlauben eine differenziertere hormonelle Antwort auf den Stress und unterstützen auch Faktoren, die bei der Auflösung der Stressantwort gebraucht werden.

Die Wirkung von Adaptogenen kann zwar schon kurz nach der ersten Einnahme verspürt werden, doch ihr Nutzen zeigt sich erst im Laufe von Wochen und mitunter Monaten der regelmäßigen Einnahme. Nach und nach geht die Stressbelastbarkeit zurück, und der Schlaf-wach-Rhythmus regeneriert sich mehr und mehr. Adaptogene können aber nur dann ausreichend helfen, wenn die Lebensumstände nicht zu stark der Genesung entgegenwirken. Stressmanagement mit dem Setzen von Prioritäten, Pausen, einer gesunden Ernährung und regelmäßiger Schlaf haben hier eine große Bedeutung.

Traditionell und doch wissenschaftlich untersucht

Adaptogene bilden einen festen Katalog vieler Arzneien, die in der Traditionellen Chinesischen Medizin und im Ayurveda Verwendung finden. Sie haben dort Eingang gefunden, weil sie beispielsweise Jägern erlaubten, länger auf Pirsch zu gehen, mit geistiger und körperlicher Erschöpfung möglichst zurechtzukommen, Kälte und Feuchtigkeit besser zu ertragen oder nach einem anstrengenden Tag schlafen zu können. Sie wurden auch verwendet, weil sie manche Fähigkeiten eines Jägers verbesserten: schärfer und weiter zu sehen, den Bogen zu spannen, genauer und weiter zu treffen und vieles andere mehr. Sie finden sich auch unter den häufig angewandten Heilmitteln, die gegen Gift und Infektion schützen sollen. Noch dazu gehören sie zu den Pflanzen, die man einnimmt, um den Alterungsprozess aufzuhalten, die Potenz, die Libido und die Fruchtbarkeit zu erhöhen. **Ihre Wirkung wurde über Jahrhunderte geprüft** und ihre Eigenschaften, nach der Elementelehre, als kühlend, wärmend, trocknend oder befeuchtend beschrieben.

TRADITIONELLE CHINESISCHE MEDIZIN (TCM)

Die Heiltradition Chinas besteht seit mehreren Jahrtausenden. Sie baut auf der Lehre der Elemente der Natur auf, die besagt, dass, wenn sie im Körper harmonisch gemischt vorliegen, Gesundheit hervorgerufen wird. Krankheit entsteht durch einen Überschuss oder einen Mangel an einem der Elemente. Sie kann mit Arzneien behandelt werden, deren Eigenschaften der Krankheit gegensätzlich sind. Die Lebensenergie (»Qi«) steht zuerst im Spannungsfeld einer Bipolarität, dem Yin und dem Yang, die untrennbar miteinander verbunden sind und sich gegenseitig ergänzen. Dieses duale Prinzip ist dem Einfluss der fünf Elemente Feuer, Wasser, Holz, Erde und Metall ausgesetzt, die als Wandlungsphasen bezeichnet werden. In der Jugend werden wir von Holz definiert, das den Aufbruch und das Wachstum kennzeichnet. Feuer und Erde gehören zur Tatkraft der mittleren Lebensjahre, und das Alter wird dominiert von den kühlen Elementen Metall (Reife, Distanz) und Wasser (Betrachtung, Ruhe).

Adaptogene sind hier als Allheilmittel geeignet, weil sie die Eigenschaften aller Elemente in sich in einer harmonischen Mischung beinhalten und zugleich noch wärmen und befeuchten können.

So verzögern sie die Starre und Auskühlung des Alterungsprozesses oder machen sie sogar rückgängig.

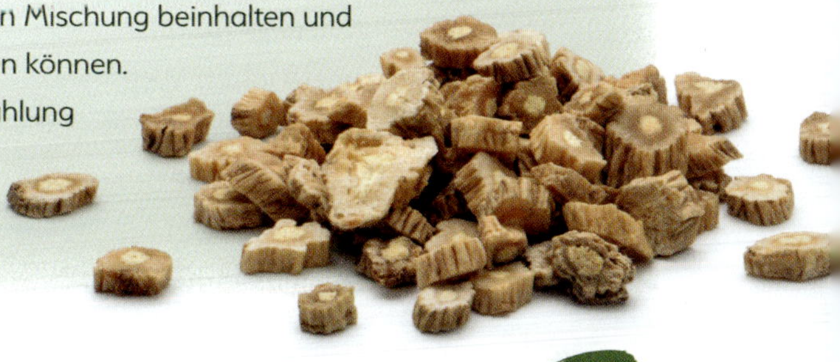

Über chemische Prozesse, die für die Wirkungen verantwortlich gemacht werden können, wurde erst im ausgehenden 19. Jahrhundert das eine oder andere bekannt. Damals waren es vor allem Biologen, die die Arzncien und ihre überlieferten Eigenschaften beschrieben. Der Begriff »Adaptogen« wurde erstmals 1947 vom russischen Pharmakologen Nicolai V. Lazarev verwendet. Er suchte Wirkstoffe, die dem menschlichen Organismus bei der Stressbewältigung helfen, indem sie die körpereigene Abwehr steigern. In den 1960er-Jahren untersuchte Israel I. Brekhman zahlreiche Pflanzen auf ihre adaptogenen Eigenschaften hin. Bei dieser Prüfung stellten sich den Forschern folgende Fragen:

Welche Pflanzen stärken die geistige und körperliche Leistungsfähigkeit, Belastbarkeit und Regeneration? Welche Wirkung entfalten sie konkret im Immunsystem und in Bezug auf die Entgiftungsmechanismen des Körpers?

Neuere Studien zeigen, dass Adaptogene auf einem unspezifischen Weg die körpereigene Abwehr gegen eine breite Reihe von Stressfaktoren erhöhen, und das vor allem über zwei Mechanismen: Stärkung des Immunsystems, des Nerven- und Hormonsystems und Beeinflussung der hormonellen Steuerung vom Hypothalamus über die Hypophyse und bis zu den Nebennieren.

Adaptogene sollen nach der Definition von Brekhman und Dardymov[1] vier Kriterien erfüllen:

1 Sie sollen den Schaden mildern, der durch Stress hervorgerufen wird: Phänomene wie Erschöpfung, Depression, Infektion.

2 Durch ihrer aktivierende Wirkung sollen sie unsere Leistungsfähigkeit steigern.

3 Diese Aktivierung soll nebenwirkungsfrei sein, also z. B. keine Unruhe hervorrufen oder sich nicht nachteilig auf die Eiweißproduktion auswirken.

4 Sie sollen dem Körper nicht schaden.

Ein Großteil der Forschungen an Adaptogenen wurde vor 1980 in Russland, China und Korea durchgeführt. Die Studien waren klein, und viele davon beschränkten sich darauf, die Effekte an Tieren oder menschlichen Zellkulturen darzustellen. Oft genügten sie nicht den Anforderungen des heutigen wissenschaftlichen Standards. Hinzu tritt das Problem, dass Menschen durchaus unterschiedlich auf einzelne adaptogene Pflanzen reagieren. Der Ginseng beispielsweise – eines der am stärksten erforschten Adaptogene – hat bei manchen Menschen deutlich beruhigende Wirkung gezeigt, bei anderen aber eher die Aufmerksamkeit und Konzentrationsfähigkeit gesteigert. Das eine schließt das andere nicht aus, aber trotzdem ist die Frage legitim: Senkt er die Aktivität oder steigert er sie? Manche Menschen können mit Ginseng besser einschlafen, andere nutzen ihn als Wachmacher. Hier entscheidet der Zeitpunkt der Einnahme. Bereitet sich der Biorhythmus des Menschen auf die Ruhe vor, kann das von Ginseng unterstützt werden. Steuern die körpereigenen Systeme auf den Wachzustand und die Aktivität zu, kann hier durch Ginseng eine Beschleunigung erfolgen.

Wie Adaptogene das genau tun, wird in den letzten Jahrzehnten immer intensiver geprüft, doch das Feld ist hier weit. Allein die Wirkung des Ginsengs kann so einfach und pauschal nicht beschrieben werden. So gibt es weltweit über 200 bekannte Ginsengarten, die in der Volksmedizin verschiedener Kulturen genutzt werden und die sich in ihren Eigenschaften untereinander messbar unterscheiden. Noch bedeutsamer ist aber die individuelle Situation des Menschen, der Ginseng anwendet. Zum Beispiel gibt es Menschen mit Bluthochdruck, die mit Ginseng den Blutdruck zu senken vermögen. Wie findet diese Wirkung statt? Wir wissen es nicht genau, kennen aber den positiven Einfluss von Ginseng auf die hormonelle Balance. Das erklärt auch, warum

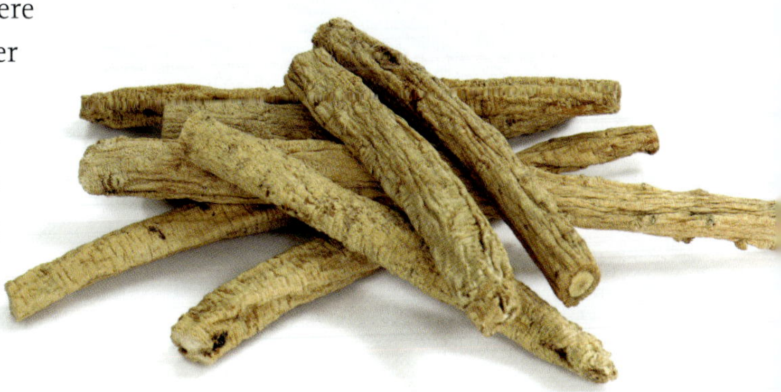

Menschen mit Nebennierenschwäche, die unter niedrigen Blutdruckwerten leiden, diese mit Ginseng ausgleichen und den Blutdruck sogar steigern können. Diese Bipolarität finden wir bei vielen dieser Heilpflanzen. Adaptogene führen Menschen aus Extremen in beide Richtungen zurück in die Mitte, die man Gesundheit nennt. Sie helfen ihnen dabei, wieder stärker die Person zu sein, die sie sind beziehungsweise, die sie vor Ausbruch ihrer Erkrankung waren.

TRADITIONELLE EUROPÄISCHE MEDIZIN

Im 3. Jahrhundert vor Christus definierte Euklid die europäische Elementelehre. Er schrieb ein vorwiegend mathematisches Werk, aus dem sich aber auch die Struktur des Kosmos, der Natur und unseres Lebens ableiten lässt. Diese Lehre wurde über eineinhalb Jahrtausende zur Richtschnur der Medizin Europas und des Vorderen Orients. Krankheiten entstehen durch das Überwiegen eines der Elemente: Natur, Feuer, Wasser, Luft oder Erde. Eine »Erkältung« tritt nach einer Konfrontation mit Kälteeinfluss auf und ruft im Körper mit dem Fieber eine Gegenreaktion hervor, worauf sich die Elemente wieder ausreichend mischen. Eine Infektion kann zu Hitze und Trockenheit führen, wogegen Arzneien Wirkung zeigen können, die kühlen und befeuchten. Ein Großteil der heutigen Pharmazeutika, die wir benutzen, stammt aus Vorläufern, die aus dieser Heiltradition heraus entstanden sind. Unsere mediterranen Küchenkräuter sind Adaptogene, die zum Erhalt der Gesundheit dienen, aber auch traditionell seit Jahrhunderten als Arzneien bei vielen Krankheiten eingesetzt werden. Hinzu treten aus verschiedenen Kulturkreisen Europas Heilmittel, die den Körper wärmen und befeuchten.

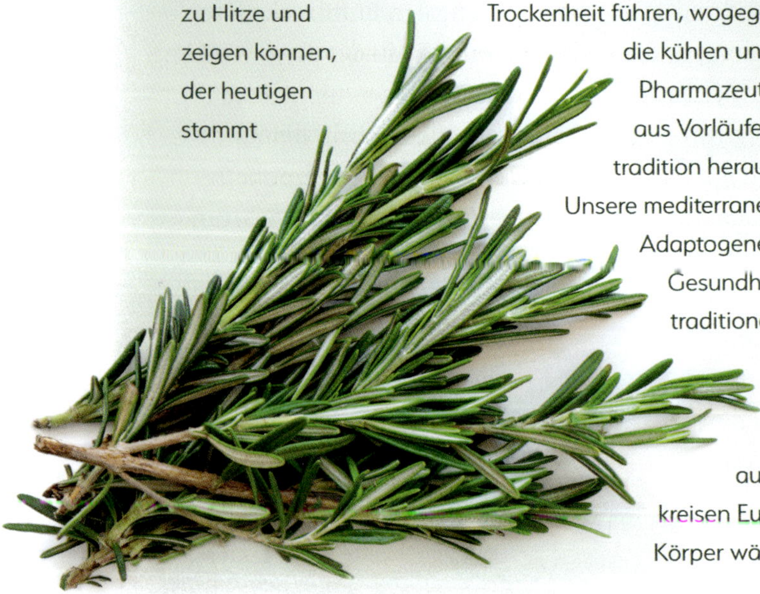

In den 1990er-Jahren hat eine Forschungsgruppe um Hildebert Wagner, George Wikman und Alexander Panossian zahlreiche Studien an Adaptogenen durchgeführt und dabei folgende Definition vorgeschlagen: Adaptogene sind natürliche Bioregulatoren, die die Fähigkeit steigern, sich an Umweltbelastungen zu gewöhnen und schädliche Einwirkungen zu vermeiden. Sie sollen eine Alarmreaktion auf Stressfaktoren und den Schaden, den sie sonst hervorrufen würden, verhindern. Dazu gehört vor allem das Erschöpfungssyndrom, das daraus entstehen kann und das deshalb auch »Allgemeines Adaptationssyndrom« genannt wird.

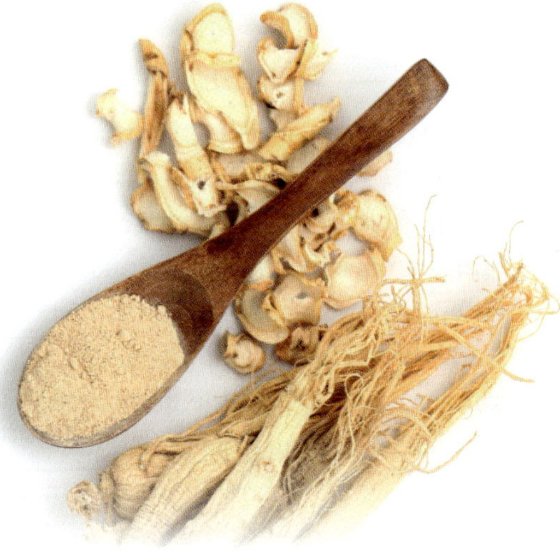

Im Jahr 1998 definierte die amerikanische Food and Drug Administration (FDA) Adaptogene als **»neue Stoffwechselregulatoren, die nachweislich Anpassungsreaktionen auf Umweltbelastungen verbessern und deren schädliche Einwirkung verhindern«.**[2] Sie konzentrierte sich bei dieser Definition auf die entgiftende Funktion vieler Adaptogene und ihre Fähigkeiten, die Reparaturmechanismen des Körpers zu unterstützen. Die FDA unterscheidet zwischen primären und sekundären Adaptogenen. Primäre Adaptogene verändern unsere neurohormonelle Reaktion auf Stress. Sie fällt dadurch milder aus, und der Körper schont sich, behält dadurch stärker seine Energie. Sekundäre Adaptogene unterstützen den Stoffwechsel an verschiedenen Stellen des Immunsystems, Nervensystems oder Hormonsystems und haben unterstützende Wirkung für die primären Adaptogene.[3]

Mittlerweile gibt es eine starke wissenschaftliche Evidenz für die adaptogene Wirksamkeit folgender Pflanzen:

- Koreanischer Ginseng (*Panax ginseng*)
- Sibirischer Ginseng (*Euletherococcus*, Borstige Taigawurzel)
- Chinesisches Spaltkörbchen (*Schisandra chinensis*)
- Rosenwurz (*Rhodiola crenulata*)
- Maca (*Lepidium meyenii Walp*)

Adaptogene versus Stimulanzien

Die Abgrenzung der Adaptogene von Stimulanzien, Sucht- und Genussgiften, die in unserer Kultur oft angewandt werden, um adaptogene Wirkungen zu erreichen, bleibt mitunter unscharf. Echte Adaptogene sollen auch bei längerer Anwendung – ganz im Gegensatz zu Substanzen wie Kaffee, Nikotin, Schwarztee oder gar Amphetaminen, Kokain und anderen Rauschgiften – keine suchterzeugende Wirkung haben und keine störenden Nebenwirkungen (wie z. B. Schlafprobleme) auslösen. Ihre Hauptaufgabe ist es, eine überschießende Stressantwort zu unterbinden, und wenn das klappt, steigen damit auch die Stressresilienz und die Kraft. Es gelingt uns dadurch auch, die körpereigenen Strukturen schneller zu reparieren oder sie von vornherein zu erhalten. Stimulanzien hingegen können zwar vorübergehend hilfreich bei der Stressbewältigung sein, das Hormonsystem anregen und schnell mehr Kraft verleihen, doch diese Wirkung lässt auch genauso schnell wieder nach. Außerdem zieht ihre Anwendung schnell körperliche Nebenwirkungen wie Bluthochdruck, Herzrasen und Schweißausbrüche nach sich. Dazu kommen psychische Nebenwirkungen wie Aggressivität, Selbstüberschätzung und Schlaflosigkeit. All das bleibt bei der Anwendung von Adaptogenen aus.

Stimulanzien verlieren im Laufe der Zeit ihre Effektivität, weshalb man sie – wenn überhaupt – nur zeitlich begrenzt einsetzen sollte. **Adaptogene hingegen sind Lebensbegleiter.** Es ist sinnvoll und Heil bringend, sie über Jahre und Jahrzehnte einzusetzen. Das gilt besonders für langsame Arzneien wie die meisten Ginsengarten, deren Wirkung zwar schon von Anfang an spürbar wird, sich aber oft erst bei regelmäßiger Anwendung innerhalb von Monaten voll entfaltet. Dafür ist diese dann aber besonders lang anhaltend und bildet oft erst die Grundlage im Körper, mit der innerhalb eines mehrjährigen Prozesses die Bekämpfung und Überwindung chronischer Krankheiten möglich wird.

Seltene, aber mögliche Nebenwirkungen

Die in diesem Buch vorgestellten Adaptogene sind zum Teil seit Jahrtausenden medizinisch genutzt worden und zeichnen sich dadurch aus, dass ihre Anwendung sicher ist und keine giftige Wirkung besteht.

Trotzdem muss man auf vier Punkte achten:

1 Prinzipiell ist es möglich, dass Sie auf ein Adaptogen allergisch reagieren. Wenn Sie schon eine Empfindlichkeit auf eine Pflanze entwickelt haben, die in der gleichen Pflanzenfamilie vorkommt, kann so eine Kreuzallergie auch auftreten, wenn Sie das Adaptogen einnehmen. Beobachten Sie also, ob kurz nach Einnahme des Adaptogens neue Beschwerden entstehen. Falls ja, setzen Sie es ab.

2 Sie könnten hochsensibel sein und die Reize, die von einem Adaptogen ausgehen, stärker wahrnehmen und umsetzen, als das bei den meisten Menschen üblich oder bekannt ist. Wenn Sie in diese Gruppe gehören, kennen Sie das meistens schon von der Einnahme anderer Arzneien. Mitunter reicht es, die Dosis deutlich zu reduzieren. Sie können damit eine überschießende Wirkung ausgleichen und voll von der Heilkraft des Adaptogens in niedriger Dosierung profitieren.

3 Adaptogene sind nicht ausreichend daraufhin geprüft worden, ob sie sich für eine Behandlung in der Schwangerschaft oder Stillzeit eignen. Deshalb sollten Sie selbst entscheiden, ob Sie sie in dieser Zeit anwenden wollen. In der Darstellung der jeweiligen Adaptogene wird erwähnt, falls Störwirkungen bekannt sind.

4 Manche Adaptogene beeinflussen die Wirkung von Immunsuppressiva und senken die Wirkspiegel von Pharmazeutika. Deshalb werden in diesem Buch bei den einzelnen Arzneien Hinweise gegeben, wenn solche Wirkungen bekannt sind.

In manchen Ratgebern zu Adaptogenen bekommen Sie Empfehlungen, dass nach längerer Anwendung eine Wirkungsabschwächung oder eine zu starke Wirkung auftreten kann bzw. Nebenwirkungen wahrscheinlich werden. Deshalb heißt es immer wieder pauschal, man möge Adaptogene nicht länger als drei Monate anwenden und dann eine Behandlungspause von mindestens vier Wochen einlegen. Nach meiner Erfahrung gibt es hier starke individuelle Unterschiede. In meiner Behandlungspraxis hat sich gezeigt, dass ein Großteil der Menschen Adaptogene über Jahre hinweg ohne Pausen einnehmen können. Daher habe ich Ihnen bei den einzelnen Adaptogenen Kommentare beigefügt, wie lange die Anwendung sinnvoll ist oder ob eine Pause gemacht werden soll. Ich möchte aber an dieser Stelle betonen, dass die Verträglichkeit groß ist und bei der überwiegenden Mehrheit keine Einschränkungen bezüglich der Behandlungsdauer bestehen.

Ein Blick in die biochemischen Abläufe

Warum Adaptogene eigentlich wirken, können wir heute noch nicht so genau sagen. Die Forschung hat auf der Suche nach Substanzen, die einzeln pharmazeutisch genutzt werden könnten, einige Erkenntnisse gewonnen. Vieles, was adaptogen wirkt, ähnelt dem wichtigsten Stresshormon des Körpers: Cortisol. Dazu gehören Sitoindoside oder aromatische Verbindungen, die weiteren Stresshormonen wie Adrenalin oder Noradrenalin ähneln. All diese Stoffe wirken hormonähnlich und stärken damit die Nebennieren. Dadurch erhöhen Sie auch unsere Reserve, mit Stress zurechtzukommen.

Neben den pflanzlichen Hormonen gibt es noch andere Stoffe, mit denen man die Stressantwort des Körpers unterstützen und seine Strukturen schützen sowie Reparaturmechanismen unterstützen kann. So hat man erforscht, dass Gewebeschädigungen durch Hitze, Austrocknung oder UV-Strahlung die Bildung von Stoffen auslöst, die man c-Jun N-terminale Kinasen (JNK) nennt. Wenn das in ausreichendem Maß passiert, ist der Schaden weniger groß, und das Gewebe heilt bald wieder. Diese Wirkung hängt damit zusammen, dass JNK Schäden in der DNA reparieren. Dadurch leben Zellen und möglicherweise auch Organismen länger. Man konnte nachweisen, dass viele Adaptogene die JNK erhöhen.

Zudem liefern Adaptogene Chaperone. Das sind Proteine, die bei der Faltung von neu gebildeten Eiweißen helfen. Sie können unreife Proteine vor Schaden bewahren. Das wichtigste Chaperon ist das Hitzeschockprotein 72, das bei körperlicher Stressbelastung entsteht. Wird seine Bildung gefördert, ist die Stresseinwirkung auf das Gewebe geringer und die Erholungszeit kürzer. Körperlicher Stress führt zur Bildung von Stickoxiden, die unsere Leistungsfähigkeit begrenzen und zur Erschöpfung führen. Adaptogene können die Entstehung von Stickoxiden unterbinden und ihre Anreicherung dadurch verzögern. Das verstärkt die Leistung und die Ausdauer.

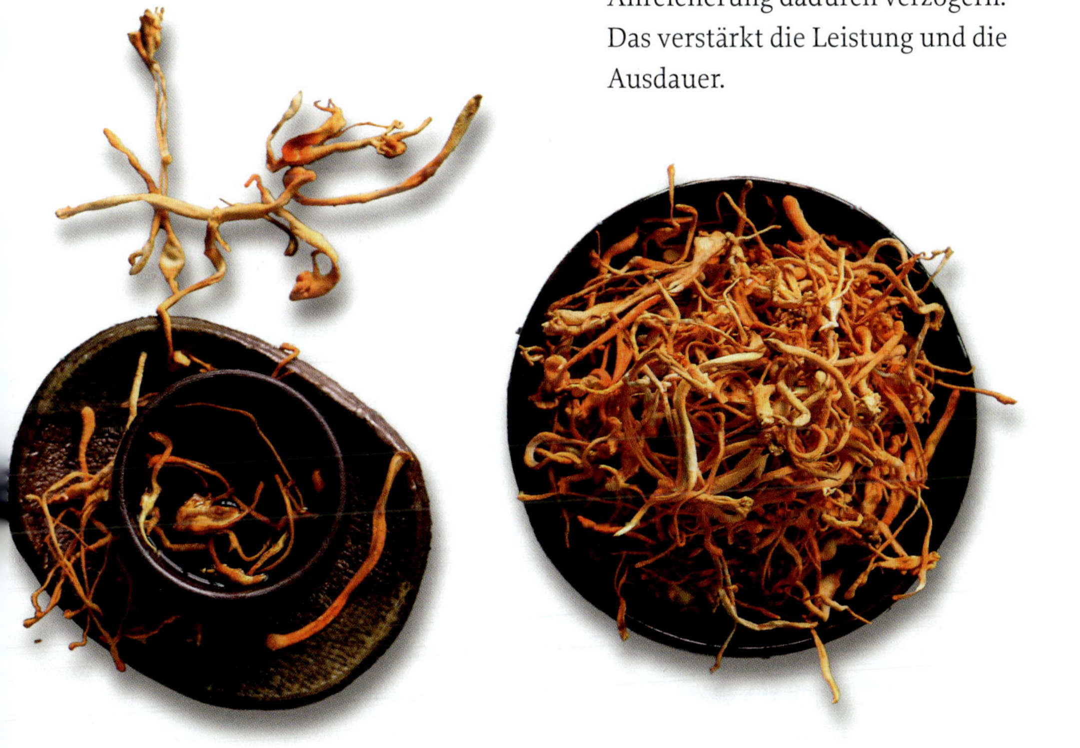

Weitere positive Faktoren

Aus dem Leistungssport kommt die Erkenntnis, dass Adaptogene die Folgen der Überbeanspruchungen der Muskulatur lindern können. Dies geschieht mit Stoffen, die Zellwände und mitochondriale Strukturen beschützen und dabei helfen, Lactat schneller abzubauen. Wenn das gut funktioniert, fällt die körpereigene Stresshormonausschüttung geringer aus, die sonst als Antwort auf die Überbelastung erfolgen würde. Dadurch erreicht man nicht nur eine Schonung der Hormondrüsen im Allgemeinen, sondern auch konkret vor Ort eine kürzere Regenerationsdauer der Körperstrukturen.

ADAPTOGENE IM LEISTUNGSSPORT

Eine zunehmende Zahl von Sportlern nutzt Adaptogene, um den Körper zu unterstützen, ihn widerstandsfähiger gegen Überlastungen zu machen und die Erholungszeiten des Gewebes nach einer Überanstrengung zu reduzieren. Diese Praxis geht auf die Anwendung von Adaptogenen bei sowjetischen Spitzensportlern zurück, die damit zu Zeiten des Kalten Kriegs Vorteile im olympischen Wettkampf suchten. Die dazugehörige Forschung war geheim und ist bis zum heutigen Tag nicht publiziert worden.[4]

Die eingesetzten pflanzenbasierten Stoffe waren (wie man heute weiß) vor allem Rosenwurz, Schisandra und sibirischer Ginseng. Ist die Verwendung dieser Adaptogene bei Sportwettkämpfen überhaupt legitim? Wie unterscheiden sich diese Wirkungen von denen von Stimulanzien, die zu Doping-Zwecken eingesetzt werden? Dieser Frage ging das spanische Olympische Komitee im Jahr 2013 in einer Übersichtsstudie nach[5] und befand, dass Adaptogene sich von Dopingmitteln und Stimulanzien unterscheiden, weil sie keine vorübergehende aufputschende Wirkung haben, sondern die Strukturen und natürlichen Regulationsmechanismen des Körpers unterstützen, was zu einer Steigerung der mentalen und körperlichen Leistungsfähigkeit führen kann. **Die Nutzung von Adaptogenen beim Sport wird also nicht als anstößig gesehen.**

Welches Adaptogen ist das Beste für mich?

Ein Großteil der Adaptogene vermag es, die geistige, emotionale und körperliche Leistungsfähigkeit zu steigern, das Immunsystem zu stärken und uns langsamer altern zu lassen. Jedes der Adaptogene, die in diesem Buch beschrieben werden, kommt als Arznei infrage und hat mehr oder minder starke Wirkungen in allen Teilbereichen. Und doch setzen die einzelnen Pflanzen verschiedene Schwerpunkte und können sich deshalb in ihrer Wirksamkeit ergänzen.

Als Beispiel dient hier die Schlafbeere (Ashwagandha). Sie regt die Aktivität der Nebennieren an und erleichtert die Ausschüttung von Cortisol. Die Süßholzwurzel hingegen verzögert den Abbau des Cortisols, sodass es länger zur Verfügung steht, z. B. bei Menschen, deren Nebennieren schon nach langen Jahren der Stressbelastung träge geworden sind. Dazu kommt, dass die Schlafbeere androgene Wirkung besitzt, das heißt, sie unterstützt die Bildung männlicher Geschlechtshormone. Das ist positiv für Männer, bei denen Stress oder der Alterungsprozess häufig einen Androgenmangel hervorrufen. Wie sieht es aber bei Frauen aus, die in der zweiten Lebenshälfte nicht selten sogar einen Östrogenmangel zu beklagen haben? Die Schlafbeere könnte diesen Mangel durch ihre androgene Wirkung noch verstärken. Um hier die Balance der Geschlechtshormone zu erhalten, bietet sich die Kombination mit einer östrogenen adaptogenen Arznei wie dem Rotklee an. So gelingt es, das volle Potenzial der aktivierenden und stärkenden adaptogenen Wirkung beider Arzneien voll auszuschöpfen.

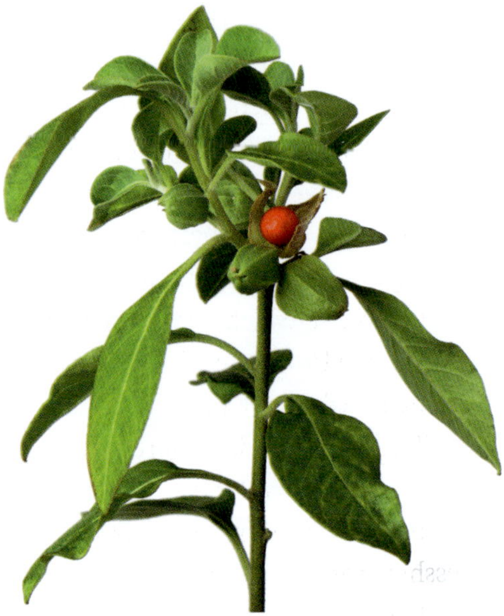

Die wahrscheinlich wichtigste Wirkung der Adaptogene besteht darin, die Hormondrüsen in ihrer Arbeit zu unterstützen. Der russische Forscher Dr. Ben Tabachnik, der jahrzehntelang über Adaptogene geforscht hat, schreibt dazu: **»Wenn der Körper Stress erfährt, helfen Adaptogene den Nebennieren dabei, adäquat Stresshormone zu bilden. Hört der Stress auf, können die Nebennieren unter Adaptogenen die Stressantwort wieder herunterfahren. Die Wirkung findet über die hypothalamische Achse statt, die verbesserte Steuerung der Neben-**

nierenfunktion spart Hormone ein, das spart Kraft und hilft dabei, einer Nebennierenschwäche vorzubeugen.«[6]
Bei einer Behandlung stellt sich sehr schnell die Frage: Ist die Stressantwort des Menschen, der ein bestimmtes Adaptogen sucht, adäquat? Ist sie zu stark oder zu schwach oder so gestört, dass manche Hormone fehlen und manche im Übermaß gebildet werden? Das Gleiche gilt für das »Herunterfahren« der Stressantwort. Auch hier brauchen wir eine Analyse, wie stark Stresshormone unter der Belastung angestiegen sind und welches Ausmaß davon wieder gesenkt werden muss. Außerdem sollten wir wissen: Funktionieren die körpereigenen Mechanismen oder tun sie es nicht? Diese Fragen zu beantworten ist im konkreten Fall nicht immer leicht.

Mithilfe dieses Buches soll Ihnen die Möglichkeit gegeben werden, selbst einzuschätzen, welches Adaptogen das richtige für Sie ist. Sie erfahren, welche Arznei auf Erfahrungsmedizin beruht oder wo auch konkrete Erkenntnisse in Bezug auf die Wirksamkeit vorliegen. So können Sie für Ihre konkrete Erkrankungssituation die beste Auswahl treffen. Es macht einen bedeutenden Unterschied, ob ich funktionell intakte Hormondrüsen habe oder nicht. Im letzteren Fall wird man vorwiegend die hormonellen Eigenschaften von Heilpflanzen nutzen, um gezielt Defizite wettzumachen. Ebenso bedeutsam ist es, ein klares Bild vom Grad der Störung des zentralen Nervensystems zu haben. Ist der Biorhythmus noch intakt, das heißt, bin ich am Tag wach und leistungsbereit, kann aber abends auch gut einschlafen und durchschlafen oder nicht? Hier helfen mitunter auch Tests, die von Neurologen oder Psychologen durchgeführt werden, die auch Erfahrungen haben mit Beruhigungsmitteln und Antidepressiva bei der Einschätzung wie auch bei der Therapiekontrolle unter der Anwendung eines Adaptogens. Man kann mit Fragebögen messen, ob es zu einer Anpassung bei erhöhten körperlichen und emotionalen Stresssituationen geführt hat und ob die Stressresistenz konkret verbessert wurde. Messbar ist auch, ob sich unter der Wirkung des Adaptogens Ermüdung später einstellt und wie psychische Belastungen nun bewältigt werden. Entspannungseffekte können auch in der Hirnstrommessung (Elektroenzephalografie, EEG) dargestellt werden.

Die fünf adaptogenen Gruppen

Das beste Adaptogen für mich ist eines, das meine individuelle Beschaffenheit und meine Bedürfnisse am deutlichsten anspricht. Man kann dahingehend die Adaptogene in fünf große Gruppen unterteilen:

Hormonbildner

Hormonbildner helfen besonders bei einer Funktionsstörung der Nebennieren, vor allem bei einer Erkrankung einer oder mehrerer der drei großen Hormondrüsen: Schilddrüse, Nebennieren, Eierstock/Hoden. Hinzu kommt, dass sich die Leistungsfähigkeit unserer Nebennieren bei den meisten von uns im Laufe des Lebens reduziert, sodass viele schon in der Mitte des Lebens eine Nebennierenschwäche mitsamt ihrer Beschwerden beklagen. Kommen dann bei Frauen die Wechseljahre hinzu, treten Hormonmangelzustände auf, die eine Reihe von Krankheiten und Befindlichkeitsstörungen nach sich ziehen. Hier können die Hormonbildner unter den Adaptogenen viele Defizite decken. **Allerdings gilt es, eine sorgfältige Auswahl zu treffen und die Adaptogene möglichst regelmäßig und gut dosiert zuzuführen.**

Sie vermuten, dass Sie an einer Form der Nebennierenschwäche leiden, und wollen Adaptogene einsetzen, um dieses Defizit zu beheben? Bevor Sie tätig werden, brauchen Sie eine Voranalyse, denn es gibt verschiedene Formen der Nebennierenschwäche. In den Arztpraxen konzentriert man sich meistens labortechnisch an einem Hormon, das in der Mittelschicht der Nebennierenrinde gebildet wird: dem Cortisol. Wird dieses niedrig gemessen oder schwanken die Spiegel, nennt man das eine Nebennierenschwäche. Das ist ein wichtiger Faktor, aber nur ein Teil der Realität. Man sollte möglichst die sogenannten Geschlechtshormone Östrogen, Progesteron und Androgen in die Gleichung miteinbeziehen, die in der Innenschicht der Nebennierenrinde entstehen. Als Drittes äußert sich eine Nebennierenschwäche an einer Störung des Wasserhaushalts. Sie wird durch eine verminderte Bildung von Hormonen in der Außenschicht der Nebennierenrinde hervorgerufen.

SO KÖNNEN SIE EINE DYSBALANCE BEZIEHUNGSWEISE EINEN MANGEL ERKENNEN:

Androgenmangel
- Körperbehaarung geht zurück
- Augenbrauen werden dünner, vor allem auf den Außenseiten
- fehlende Libido

Östrogenmangel
- Unterhaut verliert an Spannung, die Haut wirkt dünn und faltig
- Haare werden glanzlos, struppig, ihre Dichte geht zurück, die Spannkraft sinkt
- Hitzewallungen
- Stimmungsschwankungen
- Störung der Libido, selten verstärkt, meist deutlich reduziert
- Zyklus verkürzt sich, Zwischenblutungen treten auf
- Blutung, sofern noch vorhanden, eher hellrot und kurz

Gestagenmangel
- Schmerzen in der Harnblase
- Zyklus ist verlängert
- In der zweiten Zyklushälfte kommt es zu Wassereinlagerung, Unleidlichkeit, Schmierblutungen, Gewichtszunahme, dem sogenannten prämenstruellen Syndrom.
- Blutung verlängert sich auch, ist eher dunkel und klumpig

Bevor Sie Adaptogene zur Verbesserung einer Nebennierenschwäche einsetzen, prüfen Sie die Art Ihrer Beschwerden. Am besten, Sie lassen Laborwerte machen, bei denen Hormone im Blut oder im Speichel bestimmt werden. Wenn Sie Ihre Defizite kennen, wenden Sie sich den einzelnen Pflanzen zu, die ich im dazugehörigen Kapitel (S. 42ff) nach ihrer hauptsächlichen Wirksamkeit zugeordnet habe.

An dieser Stelle gilt gleich festzuhalten: Diese Pflanzen bilden nicht die konkreten Hormone, sondern Botenstoffe für ihren eigenen Bedarf, die beim Menschen häufig eine Wirkung haben, die unseren Nebennierenhormonen vergleichbar sind.

Es sind unterschiedliche chemische Stoffe mit teilweise strukturellen Ähnlichkeiten. Leider ist es stark von den individuellen Verhältnissen im Stoffwechsel eines Menschen abhängig, welche Wirkung diese Stoffe hervorrufen werden. Deshalb ist es entscheidend, dass Sie das entsprechende Adaptogen prüfen. Das heißt, Sie nehmen es über einen Zeitraum von drei Wochen in der niedrigen Anfangsdosierung zu sich und halten fest, ob es die konkreten Hormonmangelerscheinungen, unter denen Sie leiden, beeinflusst. Je nachdem, wie intensiv es das kann, gilt: Die jetzige Dosis ist effektiv, es wird noch eine Dosisanpassung erfolgen, oder man wechselt auf ein anderes Adaptogen dieser Gruppe.

Pflanzen nutzen Botenstoffe (im Sinne von Hormonen), die zum Teil chemisch stark unterschiedlich von denen sind, die der Mensch für den Eigenbedarf bildet. Hiervon gibt es viele, die bei uns kaum Wirkung haben. Es gibt aber auch welche, wie die Zytokinine, die bei Pflanzen, Tieren und beim Menschen die Zellteilung stimulieren, den Alterungsprozess von Zellen verzögern und die Abwehrkräfte gegen Schädlinge mobilisieren können. Viele Adaptogene beinhalten einen hohen Anteil an Zytokinen.

Es gibt Tausende pflanzliche Hormone, mit denen sich Pflanzen gegenüber ihren Artgenossen, aber auch anderen Lebewesen mitteilen und dabei einerseits anziehende Kräfte, unterstützende Wirkungen, aber auch abwehrende und sogar schädliche Wirkungen entfalten können. Die größte Gruppe dieser Pflanzenhormone bilden die Terpene, eine stark heterogene Gruppe von Fetten, die in ätherischen Ölen von Pflanzen enthalten sind und die die starke medizinische Wirkung dieser Pflanzen auf den Menschen erklären. Zu den Terpenen gehören auch das Vitamin A, das uns das Sehen erlaubt, und Vitamin D, das eine zentrale Rolle im Hormonsystem spielt und selbst oft als Steroidhormon klassifiziert wird. Die meisten Düfte und Geschmacksstoffe sind Terpene. Besonders reich daran ist das Harz von Nadelbäumen. Ihr Duft ist belebend, er wirkt auch androgen, stärkt die Manneskraft durch eine Steigerung der Androgenbildung im menschlichen Körper.

Die medizinische Wirkung pflanzlicher Duftstoffe wird in den letzten

Jahren ausgehend von Japan mehr und mehr untersucht. Dabei hat sich in Studien gezeigt, dass schon ein Tag im Wald die Zahl natürlicher Abwehrzellen um fast 40 Prozent steigern kann. Aber auch die Wirkung des Waldes auf die Nebennierenfunktion ist eindrucksvoll. Wenn jemand einen hohen Stresshormonspiegel hat und Zeichen einer Nebennierenreizung (erhöhter Blutdruck, innere Unruhe, vermehrtes Schwitzen), reicht mitunter schon eine halbe Stunde unter Bäumen aus, um einen deutlichen Rückgang der Stresshormonspiegel im Blut zu erreichen. Die Wirkung ist dort besonders stark, wo man den aromatischen Duft der Terpene einatmet, die von Bäumen, Gebüsch, aber auch von zahlreichen Pflanzen des Waldbodens gebildet und in die Luft abgegeben werden. Diese Wirkung findet auf einer rein chemischen Ebene statt und kann auch durch andere stressmindernde Übungen sowie Meditation ausgelöst werden. Hier bietet sich eine Kombination von verhaltensändernden, entspannenden Maßnahmen mit der Gabe von verschiedenen Terpenen und anderen pflanzlichen Hormonen an. In der Aromatherapie bedeutet das z. B. eine Gabe von Lavendel, Baldrian und anderen ätherischen Ölen. In der Knospentherapie werden dafür aus verschiedenen Pflanzenknospen stammende Phytohormone genutzt, um die Steuerung des Hormonsystems zu harmonisieren und damit die Effektordrüsen zu entlasten.

Viele Adaptogene können im Bereich der Nebennieren chemisch eingreifen und damit die biologische Verfügbarkeit von Nebennierenhormonen verbessern. Im Jahr 2001 fand B. T. Gaffney heraus, dass Ginseng zwei Enzyme blockiert, die den Abbau von Stresshormonen fördern. Dadurch bleiben Hormone für die Stressantwort länger verfügbar. Die Folge: Die Nebennieren können die Stressantwort besser bewältigen, sie agiert stärker.[7]

Die Produktion von Nebennierenhormonen wird durch die folgenden Pflanzen nachweislich gesteigert:

- Amerikanischer Ginseng (*Panax quinquefolius*)[8]
- Ashwagandha (*Withania somnifera*)[9]
- Koreanischer Ginseng (*Panax ginseng*)
- Dang Shen (*Codonopsis pilosula*)[10]
- Sibirischer Ginseng (*Eleutherococcus senticosus*)[11]

- Jiaogulan (Unsterblichkeitskraut, *Gynostemma pentaphyllum*)
- Chinesische Süßholzwurzel (*Glycyrrhiza uralensis*)[12]
- Reishi (*Ganoderma Lucidum*)[13]
- Rosenwurz (*Rhodiola rosea, Sedum rosea*)[14]

Diese Forschungsergebnisse haben dazu geführt, dass ein Großteil der adaptogenen Fertigprodukte, die von Arzneimittelherstellern angeboten werden, eines oder mehrere dieser Adaptogene beinhaltet. Zahlreiche kleinere Anwendungsbeobachtungen, die nicht allen Gütekriterien entsprechen, und auch die oft Jahrhunderte alten Traditionen des Einsatzes dieser Arzneien werden dabei ausgespart. In diesem Kapitel, wie im gesamten Buch, will ich versuchen, sowohl die Behandlungstradition wie auch den wissenschaftlichen Wirknachweis nicht aus dem Blickwinkel zu verlieren.

Eine große Bedeutung für die hormonell adaptogene Wirkung haben gelbliche Farbstoffe der Pflanzen, die sogenannten Isoflavone, die den Pflanzen vor allem zur Abwehr von schädlichen Mikroorganismen dienen. Beim Menschen tritt die chemische Ähnlichkeit mit unseren Nebennieren- und Geschlechtshormonen so stark hervor, dass sie auf uns zur Gänze eine anregende, stärkende Wirkung ausüben und damit auch unsere Effektordrüsen unterstützen können. Das ist besonders eindrucksvoll bei einem der schwierigsten hormonellen Regelungsvorgänge, nämlich dem Zyklus der Frau: dem monatlichen Hervorbringen des Eisprungs, dem Fruchtbarmachen der Gebärmutterschleimhaut, ihres Abstoßens und Erneuerns. Hier ist es erstaunlich, wie stark beispielsweise Rotklee bei manchen Frauen das Kopfhaar füllig machen, die Haut und die Schleimhäute befeuchten, die Lust steigern, den Eisprung fördern und in hoher Dosierung sogar beinahe wie die Pille wirken kann: alles Effekte, die sonst von den körpereigenen Östrogenen ausgelöst werden.

Wie eine Pflanze und ihr Extrakt bei einem einzelnen Individuum wirken wird, lässt sich grob vorhersagen. Beantwortet ist dies aber erst, wenn man sie auch konkret an sich eingesetzt hat. Alle pflanzlichen Botenstoffe sind chemisch ähnlich, aber nicht bioidentisch für den Menschen, und es gibt teilweise bekannte und teilweise unbekannte Faktoren, die das individuelle Ansprechen mitbeeinflussen.

Deshalb gilt also: **Nehmen Sie eine Pflanze aus dieser Gruppe, die Sie besonders anspricht, mindestens über drei Wochen hinweg ein.** Prüfen Sie die Effekte, die sie auf das eigene Hormonsystem erzielt, möglichst unter Nutzung eines Beschwerdetagebuchs und indem Sie Ihre Körpertemperatur messen. Diese liegt normalerweise zwischen 36,3 und 37,3 Grad Celsius und ist konstant. Je stärker es zu Veränderungen nach oben oder unten kommt, desto deutlicher ist es, dass die Nebennierenfunktion noch nicht ausgeglichen ist.

Nervenstärker

Nervenstärker helfen bei geistiger und seelischer Erschöpfung. Diese beeinträchtigt das Funktionieren des zentralen Nervensystems, weshalb oft Gedächtnisstörungen, Konzentrationsstörungen, also »Watte« im Kopf, beklagt werden. Diese Erschöpfung bildet sich auch seelisch ab in Form von Ängsten und Depression. Eine Reihe von Adaptogenen können hier über verschiedene Mechanismen helfen. Je nach Ausprägung der Störung ist es meist sinnvoll, mehrere Adaptogene miteinander zu kombinieren. Auch hier wird man sich einen Behandlungsplan erstellen mit der gezielten und regelmäßigen Einnahme von Adaptogenen in Pulverform oder Kapselform.

Die pharmazeutische Industrie hat auf diesem Gebiet viele Einzelsubstanzen isoliert, die die Aktivität von Dopamin, Noradrenalin und Serotonin in den Gehirnzellen steigern. Adaptogene liefern in ähnlicher Weise entweder Stoffe, die diesen Neurotransmittern ähneln oder ihre Bildung aktivieren bzw. den Abbau hemmen. Ihr Angebot geht aber weit über einzelne Wirkstoffe hinaus und ist so komplex, dass wir sie nur in Ansätzen entschlüsselt haben. **Eine wichtige Erkenntnis der letzten Jahre ist die, dass es eine starke Verbindung zwischen dem Hormonsystem und dem Nervensystem gibt.** Viele Stoffe, die in Adaptogenen enthalten sind, können in beiden Systemen aktivierende und harmonisierende Wirkung erzeugen. Das kann unter Nutzung der Steuerdrüsen des Kopfes wie den Hypothalamus, die Hypophyse und Epiphyse erfolgen, oder auch in den großen Hormondrüsen des Körpers direkt angreifen.

NEUROTRANSMITTER

Botenstoffe, die im Nervensystem Impulse zwischen den Zellen übertragen, werden als Neurotransmitter bezeichnet. Es sind ausschließlich sogenannte Amine, Abkömmlinge des Ammoniaks, die als Abbauprodukte von Aminosäuren im Körper entstehen. Zu den Aminen zählen Gewebehormone wie Histamin und Serotonin, aber auch alle jodhaltigen Schilddrüsenhormone. In den peripheren Nerven kommen als Neurotransmitter vor allem Acetylcholin und Noradrenalin zum Einsatz, die aber auch im Gehirn eine große Rolle spielen. Dort ist die Situation aber komplexer.

Eine wichtige Verbindungsstelle zwischen den Neurotransmittern und dem Hormonsystem bildet das Nebennierenmark, in dem Dopamin, Noradrenalin und Adrenalin Botschaften an das Nervensystem bei der Stressantwort übermitteln.

Nach und nach hat sich aber gezeigt, wie sich rückwirkend eine Aktivierung von Prozessen in den Hormondrüsen des Körpers auch positiv auf das Gehirn und seine Leistung auswirken kann. Nervensystem und Hormonsystem überschneiden einander und unterstützen sich gegenseitig. So konnte man beispielsweise nachweisen, dass Adaptogene, die bei der Cortisolproduktion helfen, auch den Schlaf fördern. Gesichert ist auch, dass Pregnenolon, ein wichtiges Nebennierenhormon, im Gehirn als Neurotransmitter verschiedene Aufgaben übernimmt. **Viele Hormonbildner unter den Adaptogenen wirken beruhigend, heben die Stimmung, verbessern das Denkvermögen und die Konzentration,** da mit ihnen auch der Fluss der Neurotransmitter aktiviert und harmonisiert werden kann. Dazu gehören der Amerikanische Ginseng[15], Ashwagandha[16], Unsterblichkeitskraut[17] sowie Spaltkörbchen[18] und in besonderem Maß Rosenwurz[19]. Sie sind auch die am besten untersuchten Adaptogene mit der stärksten Wirkung auf das zentrale Nervensystem.

Anti-Ager

Viele Menschen sind daran interessiert, den Alterungsprozess zu verlangsamen und Krankheiten vorzubeugen, die durch Überanstrengung des Körpers und seiner Strukturen entstehen. Geboren werden wir mit einer gewissen Organreserve, die sich im Laufe des Lebens mehr und mehr aufbraucht durch die Anstrengungen des Lebens und die Auswirkungen seiner Stressfaktoren. Adaptogene lindern deren Auswirkungen und stärken die Resilienz durch Aktivierung von Abwehrprozessen und Reparaturmechanismen.

Im Ayurveda widmet sich eine eigene Lehre der Frage, wie man sich Jugendlichkeit und Vitalität erhalten kann. Sie heißt Rasayana, was auf Deutsch etwa Gewebsregeneration bedeutet. Man setzt hier auf Mischungen von Pflanzen, die in sich die Eigenschaften aller Elemente der Natur bergen und deshalb möglichst dazu angetan sind, Kraft zu verleihen, das Immunsystem zu stärken, Entgiftungsprozesse zu ermöglichen und eine Harmonisierung der Gewebe des Körpers zu erreichen. Die Prüfung, welche Arznei sich besonders als Rasayana eignet, findet – insbesondere bei Früchten – über den Geschmack statt. Je mehr Geschmacksrichtungen eine Frucht aufweisen kann, desto reichhaltiger an Wirkstoffen ist sie auch und desto stärker kann sie den Körper mit allen Elementen der Natur unterstützen. Sie verleiht ihm dadurch die Kraft, sich gegen Ungleichgewichte zu wehren, die aus der Umwelt auf ihn einstürzen und ihn außer Balance zu bringen drohen. In Indien hat deshalb die Amla, eine exotische Variante der Stachelbeere, eine große Bedeutung, denn sie weist fünf Geschmacksrichtungen auf. Mit ihr vergleichbar ist die in China hoch geschätzte Schisandra-Beere, die auch »Beere der 5 Geschmacksrichtungen« heißt. Am ehesten vergleichbar sind diese Früchte in unseren Breiten mit dem Sanddorn.

Eine wissenschaftliche Analyse hat gezeigt, dass die Arzneien des Rasayana unter anderem einen hohen Gehalt an Antioxidantien haben, die den oxidativen Stress verhindern und damit den Alterungsprozess verzögern.[20] Wer diese Arzneien regelmäßig und gezielt einsetzt, hat also eine gute Chance, länger jung, vital und gesund zu bleiben.

Die Anti-Ager unter den Adaptogenen liefern aber in vielen Bereichen zudem hohe Anteile an notwendigen Vitalstoffen für die Prozesse unseres Stoffwechsels, die sonst in der Nahrung unzureichend vorhanden sind. Auf diese Weise kann man sie auch als Superfoods einschätzen, die unseren Körper reichhaltig ernähren und ihn dadurch stärken.

Immunbooster

Viele Menschen leiden unter einer Störung des Immunsystems mit erhöhter Entzündungsbereitschaft im Körper. Sie suchen Möglichkeiten, ihre Körperabwehr zu stärken und Störungen wie Autoimmunprozesse zu beheben. Adaptogene, die als Nahrungsergänzung regelmäßig eingenommen werden, liefern hier unterstützende Vitalstoffe und Substanzen, mit denen die Funktion des Immunsystems verbessert wird. Bei dieser Indikation bietet sich die gezielte kurmäßige Anwendung von mehreren Adaptogenen über einen beschränkten Zeitraum von etwa drei Monaten an, um die normalen Verhältnisse wiederherzustellen.

Wenn wir unser Immunsystem stärken und die Abwehrkraft gegen Viren, Bakterien, Pilze und andere Krankheitserreger erhöhen wollen, brauchen wir ein gutes Mikrobiom, leistungsfähige Nebennieren und ein erhöhtes Maß an bestimmten Vitalstoffen. Außerdem sollten wir Stress und Gifte vermeiden oder wir müssen unsere Stressbelastbarkeit erhöhen und die Entgiftungsmechanismen unseres Körpers unterstützen.

Dies lässt sich auf verschiedenen Wegen beschreiten: Wir können unsere Nebennieren entlasten und trainieren, indem wir Stress reduzieren, bewusst schlafen und uns ausreichend bewegen. Dies sollte bevorzugt in frischer Luft und in der Sonne passieren, damit wir Vitamin D tanken können, jenes wohl bedeutsamste Vitamin für das Immunsystem. Wir können eine ausgewogene Ernährung mit viel Gemüse und Obst zu uns nehmen. Oder wir bevorzugen bei der Auswahl von Nahrungsergänzungsmitteln bewusst besondere Pflanzen, die hohe Anteile an begehrenswerten Vitalstoffen aufweisen, auf die es jetzt ankommt. Dazu gehören die Vitamine A, B_6, B_{12}, C, D, E und die Metalle Zink, Kupfer, Selen und Eisen und manche sekundären

Pflanzenstoffe. Es gibt Pflanzen, deren ätherisches Öl immunstimulierende Wirkung hat oder keimtötend wirkt.

Die Hälfte der Immunbooster, die ich Ihnen vorstellen werde, sind die vitalstoff- und mineralstoffreichen Pilze. Sie bilden zahlreiche Abwehrstoffe gegen Krankheitserreger und weisen Anteile von hormonähnlichen Substanzen auf, die das Funktionieren unserer Nebennieren unterstützen. Zudem wirken Pilze harmonisierend auf das Hormonsystem im Allgemeinen. Durch sie entwickeln und verstärken wir wieder unsere eigenen Biorhythmen, insbesondere die Abfolge von Schlafen und Wachen. Es sind große Heilmittel, deren adaptogene Wirkung so umfassend ist, dass in jedem Kapitel Pilze als Arzneien angeführt werden könnten.

Pilze sind untereinander sehr unterschiedlich und haben verschiedene Schwerpunkte in ihren medizinischen Eigenschaften. Trametes ist z. B. besonders wirksam in der Regeneration von Körperstrukturen und bei der Bekämpfung verschiedener Formen von Krebs. Im Kapitel Immunbooster (Seite 135) werden Sie Speisepilze kennenlernen, die vor allem auf drei Ebenen punkten: Sie liefern ein hohes Maß an Vitalstoffen, haben hormonelle Wirkungen und sind erwiesenermaßen glorreiche Kämpfer gegen Viren, Bakterien und anderen Mikroorganismen.

Aktivatoren

Bei allen adaptogenen Pflanzen stellen wir (mehr oder minder stark) kurz nach der Einnahme eine belebende Wirkung fest. Das heißt, sie regen an, machen wach und aktiv. Diese Wirkung ähnelt denen von Stimulanzien wie beispielsweise Kaffee, die wir als Genussgifte nutzen. Bei manchen Adaptogenen ist diese Wirkung besonders stark. Sie tritt so sehr in den Vordergrund, dass sie als Hauptwirkung der Pflanze bezeichnet werden kann. Adaptogene mit diesen Eigenschaften eignen sich gut dazu, Stimulanzien wie Kaffee oder Tee zu ersetzen, die ja leider im Laufe der Zeit eher nachteilige Wirkungen haben. Sie schwächen nicht nur das Hormonsystem, sondern machen abhängig und müssen immer höher dosiert werden, bis ihre Wirkung ins Gegenteil umschlägt und man nach ihrer Einnahme immer müder und schwächer wird.

Adaptogene haben hier einen anderen Charakter. Sie können die Vorteile von Stimulanzien auslösen und bei der Einnahme morgens dabei helfen, dass wir wach werden und für den Tag gerüstet sind. Wir können sie als Vorbereitung in Situationen einnehmen, in denen wir aufmerksam sein und schnell reagieren und dabei länger durchhalten müssen. Dies wird unterstützt von Vorteilen, die Stimulanzien vermissen lassen. Die Wirkung ist sanfter und zugleich nachhaltiger, zieht keinen Kater oder Entzug nach sich, hat keinen Suchteffekt und verzeichnet auch kein Nachlassen der Wirkung. Außerdem bietet die Nutzung von Adaptogenen andere Vorteile. Sie können Geist, Seele und Körper widerstandsfähiger gegen Belastungen machen, können uns stärken, unterstützen das Immunsystem und tragen zur hormonellen Balance bei.

Wählen Sie zwischen diesen Adaptogenen je nach Bedarf und Sympathie aus. Sie können auch frei miteinander kombiniert werden.

Die richtige Einnahme von Adaptogenen

Welches konkrete Adaptogen bzw. Kombinationspräparate hilft mir dabei, mein Ziel zu erreichen? Hilft ein einzelnes Adaptogen besser als mehrere, oder können Wirkungen kombiniert werden? Es gilt, eine Auswahl zu treffen und die verfügbaren Arzneien auf die individuelle Situation abzustimmen. Dazu nun ein paar grundlegende Empfehlungen:

- Sie beginnen mit einem Adaptogen und prüfen, wie Ihr Körper darauf reagiert. Sie spüren, ob es Ihnen Kraft gibt und auch die Möglichkeit verbessert, in die Ruhe und den Schlaf zu finden. Beobachten Sie, ob es Ihren Schlaf erholsamer macht und auch andere Beschwerden darunter abnehmen.
- Führen Sie ein Beschwerdetagebuch, um Ihre Fortschritte zu dokumentieren. Passen Sie im Bedarfsfall die Dosis an oder wechseln Sie auf ein anderes Adaptogen.
- Wenn Sie eines oder mehrere wirksame Adaptogene gefunden

haben, können Sie diese auch kombinieren. Prüfen Sie, ob dabei die Wirkung noch gesteigert wird. Im Anhang finden Sie eine Liste mit Kombinationspräparaten, die sich in der Anwendung häufig bewährt haben (Seite 183).

- Prüfen Sie auch, wie sich Anwendungspausen auswirken. Ein Tag in der Woche, eine Woche im Monat oder ein Monat im Jahr haben sich als Möglichkeiten einer Pause bewährt. Sie können Adaptogene auch nach sechs Monaten versuchweise wechseln.

Anwendungsformen

Alle Adaptogene können getrocknet als Pulver bezogen werden. Sie behalten in dieser Form einen Großteil ihrer Wirksamkeit. Trotzdem ist anzumerken, dass die Hitzeentwicklung bei der Herstellung des Pulvers empfindlich stören kann. Die meisten Hersteller achten darauf, hier möglichst schonend vorzugehen. Als Zweites ist zu beachten, dass beim Trocknen manches an Wirkstoffen verdampft, das nützlich war. Vor allem bei hormonell aktiven Pflanzen kommt es durch Trocknung zu einer gewissen Effektivitätsminderung. Deshalb sollte das Prinzip gelten: **Je frischer man ein Adaptogen konsumiert, desto besser.** Einige Adaptogene können als Zimmer- oder Balkonpflanzen gehalten oder im Garten gepflanzt werden. Alle Adaptogene, deren Blätter eine starke Wirkung entfalten, sollten im frischen Zustand konsumiert

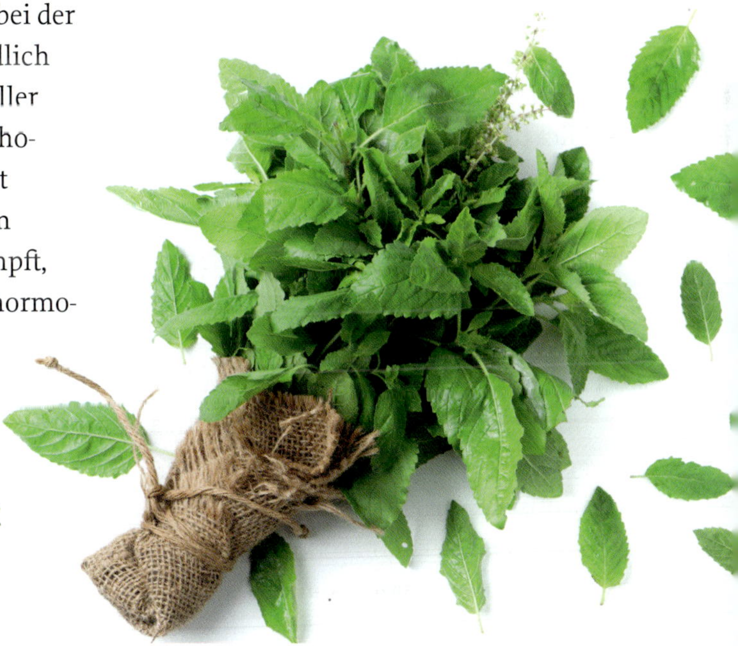

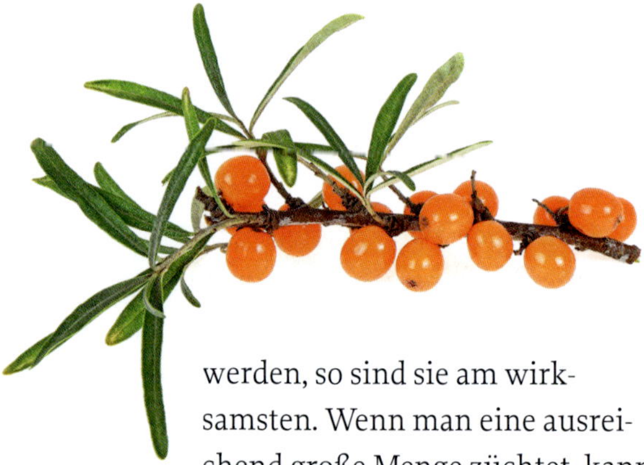

werden, so sind sie am wirksamsten. Wenn man eine ausreichend große Menge züchtet, kann man sich aus diesen Beständen oft über Monate hinweg problemlos versorgen. Wenn Sie ein Gemüsebeet im Garten anlegen, wachsen dort heimische Adaptogene wie Basilikum, Rosmarin, Salbei oder Oregano. Vielfach gedeihen auch die exotischen Varianten dieser Gewürzpflanzen wie Tulsi, der indische Basilikum, der eine wichtige adaptogene Arznei darstellt. Sie können hier die Vorteile der Globalisierung nutzen, den Blick über den gesamten Erdball schweifen zu lassen. Im Regelfall sind es Pflanzen, die in der traditionellen Nutzung der Völker standen und deren hormonelle oder immunstärkende oder lebensverlängernde Wirkung gepriesen wurde. Exotische Varianten heimischer Heilkräuter weisen willkommene medizinische Eigenschaften oft in weit größerem Maß auf, und die kälteempfindlichen davon gedeihen im Regelfall gut in einem heimischen Gewächshaus oder im klimatisierten Wintergarten. Viele davon wie die Rosenwurz oder die Taigawurzel setzen sich unter widrigen klimatischen Verhältnissen durch und bilden dabei Stoffe, die auch uns dabei dienlich sein können, um Stresseinwirkungen auf Geist, Seele und Körper abzufangen. Sie sind winterhart und setzen sich problemlos in heimischen Gärten durch. Wer ausreichende Mengen dieser Pflanzen zieht, kann sie ernten und ihre Wurzeln in frischer Form gewinnen. Manche von ihnen profitieren von Wärme und Feuchtigkeit und einer deutlich höheren Sonneneinstrahlung. Sie saugen dabei Lebenskraft auf, die uns dienlich sein kann.

Etwas schwieriger sieht die Lage schon bei adaptogenen Früchten aus. Es ist kein Problem, einen Holunderstrauch oder Sanddorn im Garten zu setzen und dessen Früchte zu ernten und zu verwerten, aber Amla, Baobab oder Kava-Kava wachsen bei uns weniger gern. Sie sind es gewohnt, in warmen Klimazonen heranzureifen und dort ihre heilende Kraft zu gewinnen. Hier kann vielfach der Fachhandel die Versorgungslücke füllen und die Früchte aus diesen Gebieten importieren. Meist werden die getrockneten Versionen angeboten, aber mit etwas Anstrengung erhält man auch die frische Frucht.

Bei der Zubereitung haben sich Tees und gekochte Varianten etabliert, doch fast alle Adaptogene erleiden eine leichte Abschwächung, wenn man sie in Form von heißen Getränken zu sich nimmt oder beim Kochen oder Backen beimischt. Hier sind Kaltauszüge vorzuziehen. Dazu gibt man Wurzeln oder Kraut für ca. zehn Stunden in kaltes Wasser und erwärmt es etwas vor Genuss (keinesfalls aber über 70 Grad Celsius). Zu bevorzugen sind Smoothies, in die man ein schonend getrocknetes Pulver rührt. Pilze bewahren beim Trocknen zum Großteil ihre Wirksamkeit. Bei Zugabe von Wasser kann man sie auf niedriger Flamme schonend garen.

Wenn Sie Adaptogene als Pflanzen selbst ziehen und nutzen und diese Bestände gezielt durch Zukauf ergänzen und damit kochen, ist das ein Lifestyle, bei dem Sie kreativ Superfoods in Ihr Leben integrieren. Auf diesem Weg soll Ihnen dieses Buch ein guter Begleiter sein.

Für die Adaptogene in Pulverform wird in den Dosierangaben meistens ein Teelöffel als Einheit angegeben. Das ist eine Richtlinie, welche Mengen sich in der Anwendung bewährt haben. Die Dosierung wird bei jedem Adaptogen angeführt.

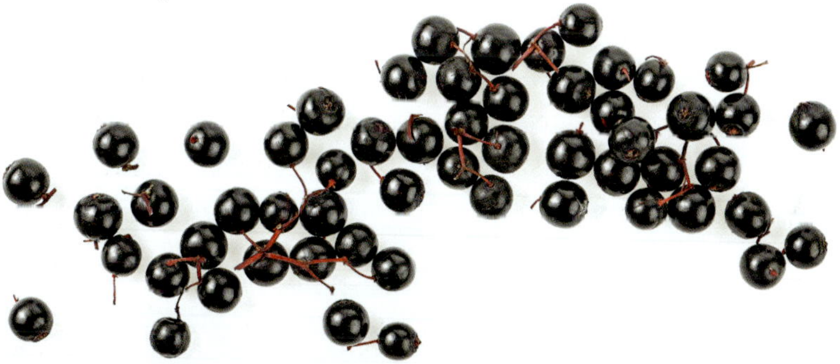

Ein Großteil der Menschen bevorzugt Adaptogene in Standarddosierungen als Kapsel oder Tablette. Die wichtigsten lieferbaren Produkte mit Dosierangabe werden auch jeweils genannt.

Die 45 wirkungsvollsten Adaptogene im Porträt

Im folgenden Teil des Buches lernen Sie die einzelnen Adaptogene innerhalb der fünf bereits vorgestellten Hauptgruppen kennen. Zur schnellen Orientierung sind den Pflanzen die folgenden Symbole zugeordnet, die aufzeigen, welche Hauptwirkung und welche Zusatzwirkung sie haben:

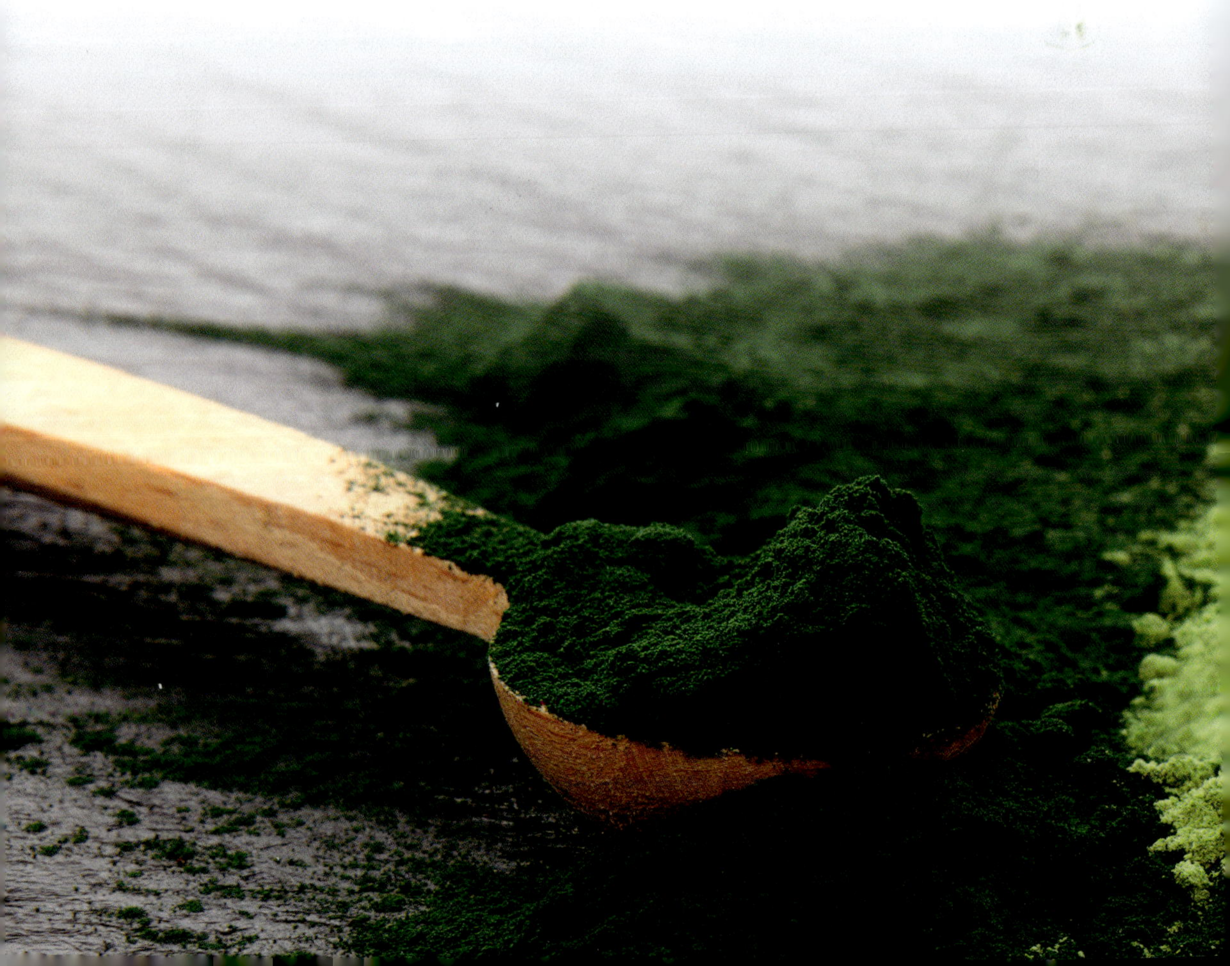

HORMONBILDNER

NERVENSTÄRKER

ANTI-AGING

IMMUNBOOSTER

AKTIVATOREN

Die Stärke der Wirkung des Adaptogens wird durch die Größe der Symbole aufgezeigt. Das große Symbol steht für die Hauptwirkung und die kleineren für die Zusatzeigenschaften.

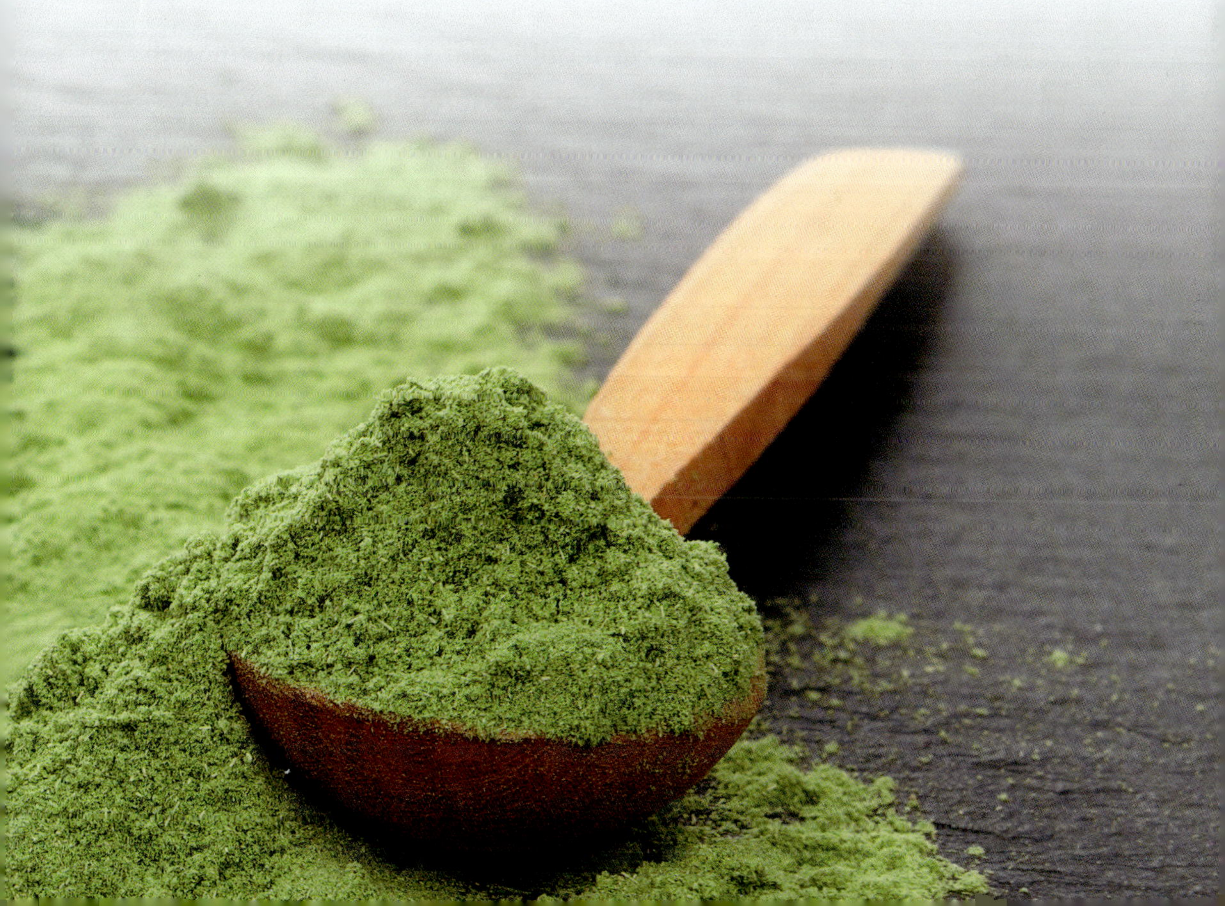

Hormonbildner

Hormonbildner sind selbst hormonell wirksam oder aktivieren die Hormondrüsen zu gesteigerter Leistung. Wenn eine Hormondrüsenschwäche vorliegt, wird man auf der Suche nach einer heilenden Arznei vor allem in dieser Gruppe fündig.

Ashwagandha

(Withania somnifera, Schlafbeere, Winterkirsche)

Ashwagandha kam als Arzneimittel schon vor zwei Jahrtausenden aus dem arabischen Raum und aus Asien nach Europa und wurde von römischen Soldaten als Beruhigungs- und Schlafmittel genutzt. Die Pflanze steigert nach der ayurvedischen Vorstellung das »Sattva«, gibt uns Ruhe und Klarheit. Man nutzt das Kraut traditionell als Tee, der bitter und herb schmeckt. Auch die Beeren können, aufgekocht mit Milch, Pfeffer und Zucker, als Getränk zubereitet werden.

Der Name Ashwagandha heißt übersetzt »Hengstduft« und bedeutet, dass es den Hengst in uns wecken, also die Libido fördern soll. Morgens verabreicht, aktiviert die Pflanze, indem ihre Wirkstoffe die Androgenbildung in der Nebenniere anregen. Abends fördert sie den Schlaf.

Ashwagandha wirkt sowohl entzündungshemmend als auch antioxidativ, ist angstlösend, aphrodisierend, stärkt das Immunsystem und erhöht die Stressbelastbarkeit. Gut nachgewiesen durch Studien ist auch ihre Wirkung auf den Schlaf.

Die Pflanze vermehrt vor allem die Bildung des Neurotransmitters GABA, eines schlaffördernden Botenstoffs, und hemmt Signale, die Stressreaktionen auslösen.[21] Diese Wirkung hilft vor allem bei der Stressbewältigung. In einer Studie, bei der 64 Menschen, die über chronischen Stress klagten, 60 Tage lang entweder 300 mg Ashwagandha oder Placebo einnahmen, hatten am Ende der Periode die Probanden, die Ashwagandha bekommen hatten, niedrigeres Cortisol und eine deutliche Verbesserung aller Stressparameter. Sie hatten mehr Kraft, konnten länger durchhalten, hatten weniger Ängste und kamen besser mit Belastungen zurecht. Es gab keine Nebenwirkungen.[22]

Ashwagandha wirkt nachweislich stimmungsaufhellend und angstlösend.[23] Diese androgene Wirkung kann bei Frauen sogar die Funktion der Geschlechtsdrüsen steigern, was sich

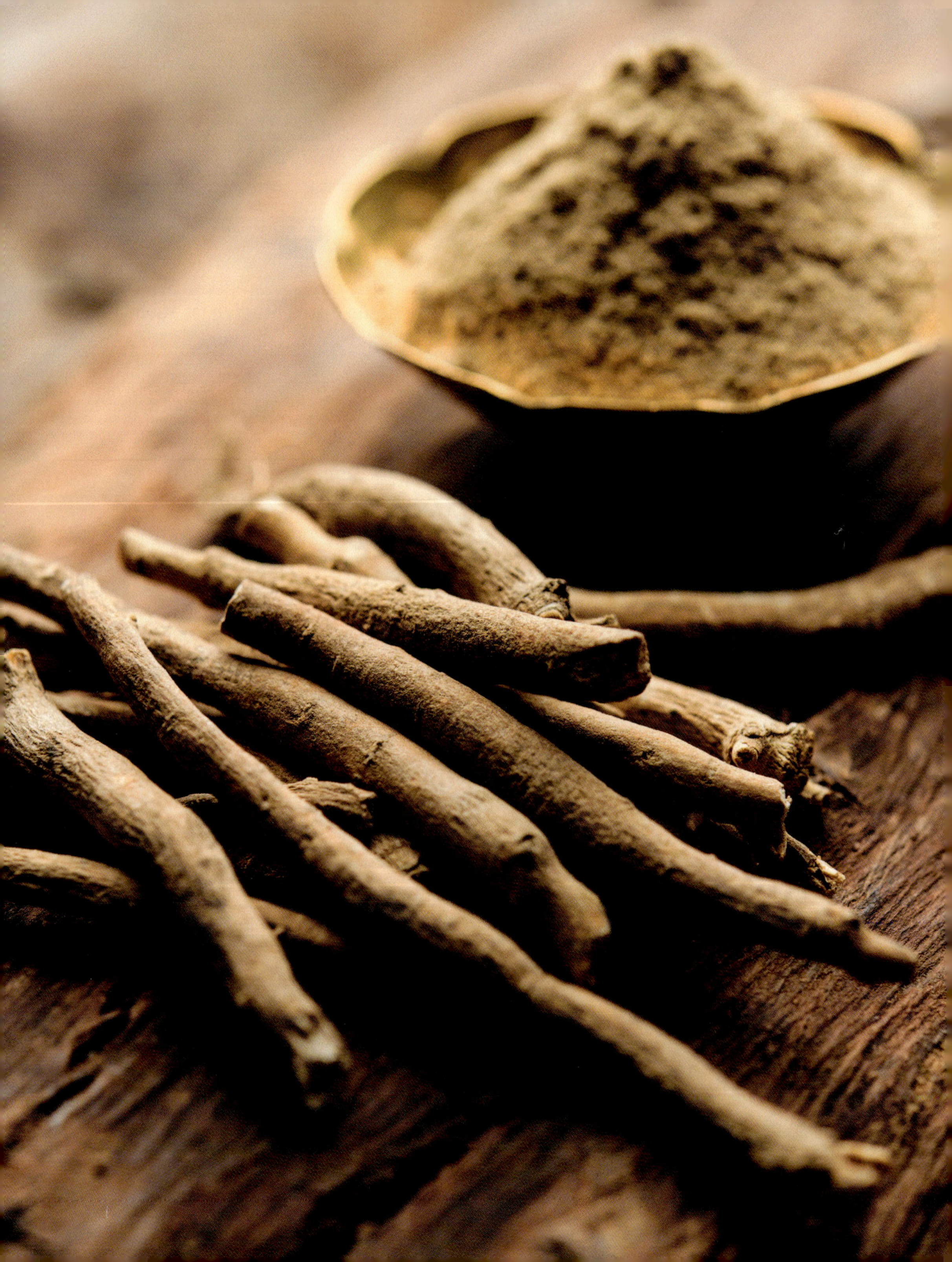

positiv auf die Libido auswirkt. Dies ist durch eine Studie nachgewiesen, in der 50 Frauen mit sexuellen Störungen über einen Zeitraum von acht Wochen entweder 300 mg Ashwagandha oder ein Placebo einnahmen. Diejenigen, die Ashwagandha bekommen hatten, zeigten danach eine signifikant erhöhte Libido, kamen eher zum Orgasmus und gaben an, stärker befriedigt zu sein.[24]

ANWENDUNG:

Eine Einnahme von 1 TL täglich wird empfohlen.

Am häufigsten angeboten werden Wirkstärken mit 300 oder 500 mg. Man nimmt maximal 2 Kapseln täglich.

ZU BEACHTEN:

Nicht einnehmen in der Schwangerschaft und Stillzeit, nicht bei Allergien auf Nachtschattengewächse und nicht bei Einnahme von Sedativa und Immunsuppressiva.

REZEPT-TIPP:

»Moon Milk« als Gute-Nacht-Getränk:

250 ml Pflanzenmilch
1 TL Ashwagandhapulver
1 TL rohes Kakaopulver
1 TL Kokosblütenzucker

Pflanzenmilch bei niedriger Temperatur in einem Topf erwärmen, Ashwagandhapulver und Kakaopulver einrühren. Bei Bedarf Zucker hinzugeben.

Damiana

(Turnera diffusa)

Damiana gehört in die Familie der Safranmalven. Diese Pflanze kommt vor allem in Südamerika und Mittelamerika vor. Sie soll schon den Maya bekannt gewesen sein und dort von Frauen und Männern zur Luststeigerung und als Antistressmittel eingesetzt worden sein. Damiana beinhaltet Koffein und kann durch ihren hohen Gehalt an Cineol und Thymin bei Erkältungskrankheiten helfen, wird aber seit Jahrhunderten vor allem wegen ihrer hormonell stimulierenden Wirkung genutzt. Den Europäern wurde sie erst im 17. Jahrhundert bekannt. In Nordamerika wurden Tinkturen mit Damiana als Heilmittel gegen Schlaflosigkeit, Lähmungen und als Potenzmittel verkauft.

Das Adaptogen gilt als natürliches Aphrodisiakum, hält länger wach und energetisiert. Bei manchen Menschen ist auch eine angstlösende Wirkung spürbar. Die Pflanze ist reich an hormonähnlichen Substanzen wie Sitosterol und Arbutin, die vor allem androgenartig wirken. Das gibt Kraft, erhöht die Vitalität und die Sinnlichkeit. Diese Wirkung kann kurz nach der Einnahme als Luststeigerung verspürt werden. Bei mehrwöchiger regelmäßiger Einnahme ist sie aber weit größer, steigert insgesamt die Libido[25], verbessert die Durchblutung der Schwellkörper bei Mann und Frau und erhöht deshalb bei Männern die Erektionsdauer und Potenz.[26] Zudem verbessert sie die Bildung von Spermien und damit die Fruchtbarkeit.[27]

Daneben aktiviert Damiana auch Funktionen des Gehirns. Das wirkt beruhigend und angstlösend, fördert aber auch das Durchschlafen.[28]

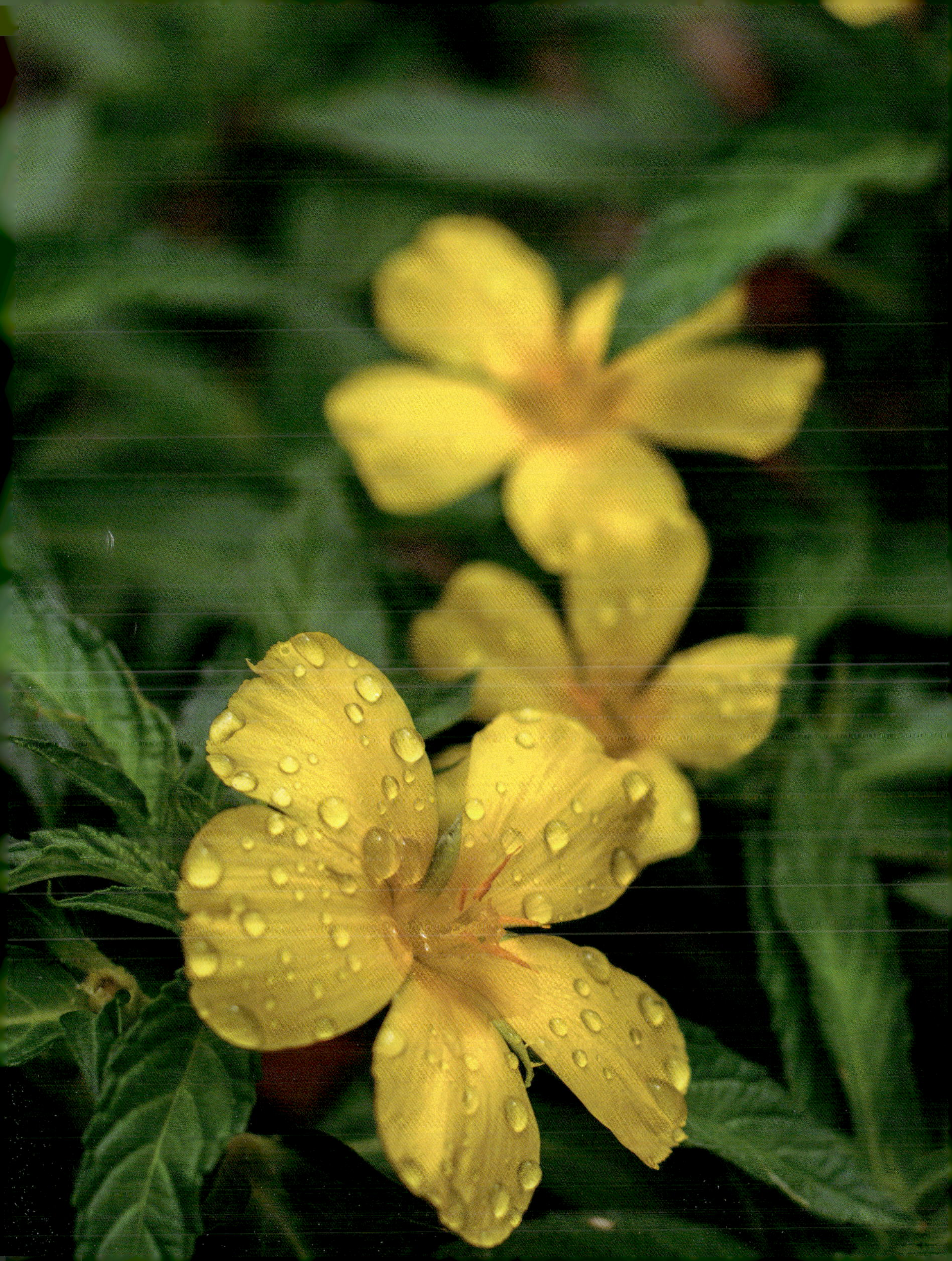

ANWENDUNG:

Frische Pflanzen kann man unter dem Namen Turnera diffusa im Gartenmarkt kaufen. Die Blätter, die sich auch als Salatbeigabe eignen, beinhalten die Wirkstoffe. Für eine optimale Wirkung sollte man täglich 5 Blätter der Pflanze kauen. Getrocknet lassen sich die Blätter für Tee verwenden. Hierbei sollte eine Tagesdosis von 5 g nicht überschritten werden.

Tee: 2 g getrocknete Blätter mit 250 ml heißem Wasser aufbrühen und 10 Min. ziehen lassen. Man trinkt bis zu 2 Tassen täglich.

Getrocknete Damianablätter können auch geraucht oder im Vaporizer verdampft werden, dann wirkt das Mittel euphorisierend und entspannend.

Eine Einnahme von bis zu 450 mg täglich wird empfohlen.

ZU BEACHTEN:

Nicht einnehmen in der Schwangerschaft und Stillzeit.

Koreanischer Roter Ginseng

(Panax ginseng)

Der Rote Ginseng, in Anlehnung an das Lateinische »Panacea« (Allheilmittel) als Panax Ginseng bezeichnet, ist der wichtigste Vertreter des Ginsengs und zeigt die stärksten medizinischen Eigenschaften. Beheimatet ist er vor allem in höheren Lagen von Korea und im Nordosten Chinas. Die Pflanze liebt die Kälte und kommt mit wenig Feuchtigkeit aus. Sie war schon vor vielen Jahrhunderten in Asien als Arzneipflanze in Gebrauch, und ihre Nutzung ist in allen Heiltraditionen Asiens beschrieben. Panax verbreitete sich über arabische Kaufleute nach Europa und hat sich aufgrund ihrer Wirksamkeit weltweit als Heilpflanze etabliert.

In Asien galt der Rote Ginseng als Kraftmittel, Quell der Jugend und Schönheit. Die Wurzeln, deren Form manchmal an Menschen erinnert (der chinesische Name Renshen – menschenähnliche Wurzel – weist darauf hin) wurden mit Gold aufgewogen und waren anfänglich Königen und Fürsten vorbehalten. Heute wird Panax in landwirtschaftlichen Kulturen vor allem von speziellen Ginseng-Bauern angepflanzt. Die Wildform ist selten geworden. Man zerreibt die Wurzel zu Pulver und nutzt es als Zutat zu Speisen, kandiert die Wurzeln oder fertigt daraus Gebäck.

Panax ist das klassische Adaptogen schlechthin. Es hilft gegen Abgeschlagenheit und Stress, stärkt das Lernvermögen und die Gedächtnisleistung, erhöht die körperliche Leistungsfähigkeit und stärkt das Immunsystem.[29] Panax hilft bei viralen Infektionen und verbessert den Verlauf von Grippe und grippalen Infekten.[30]

Die Pflanze hat auch einen hohen Stellenwert als Beruhigungsmittel und zur Aufhellung der Stimmung. Sie wirkt also aktivierend, hat aber auch eine beruhigende Funktion durch die Steigerung des Dopaminstoffwechsels.[31]

Die wichtigste Wirkung von Panax ist androgen. Es steigert bei Männern die Libido und verbessert eine Erek-

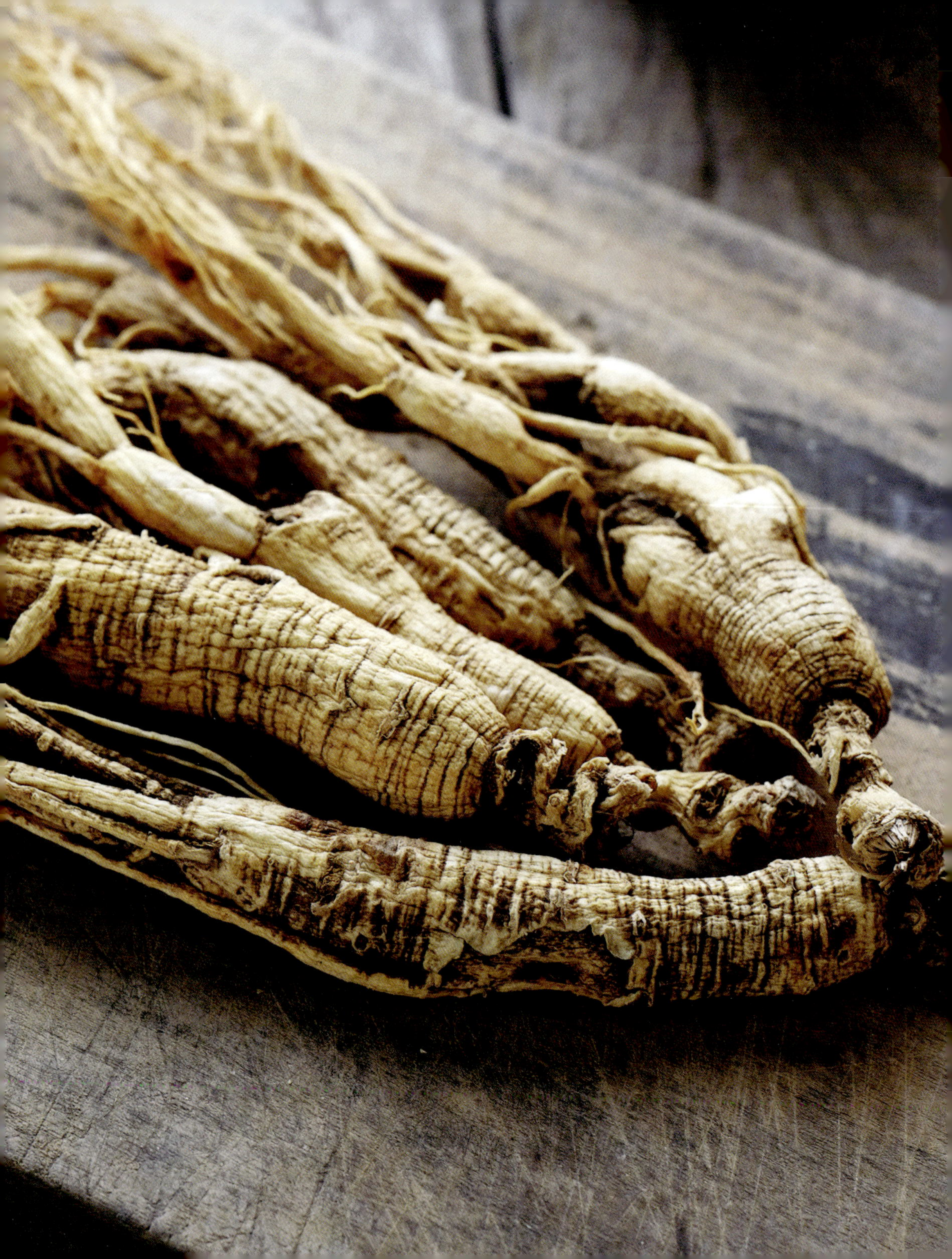

tionsstörung.[32] Auch bei Frauen kann man damit die Libido und die Geschlechtsfunktion verbessert werden.[33]

Roter Ginseng gilt als eine langsame Arznei, die erst innerhalb von Monaten ihre ganze Wirkkraft entfaltet. Auf diesem Weg kann sie bei vielen Menschen mit Burn-out die Nebennierenfunktion nach und nach wieder aufwecken.

ANWENDUNG:

1 TL täglich in Smoothies mischen oder in Pflanzenmilch einrühren und leicht erwärmt trinken.

Eine Einnahme von bis zu 1200 mg täglich wird empfohlen.

ZU BEACHTEN:

Panax kann die Blutungszeit bei Wunden erhöhen.

REZEPT-TIPP:

Ginseng-Tee

4 g Ginsengwurzel
8 g Süßholzwurzel
2 Zimtstangen
1 Stück Ingwer
1 ½ l Wasser

Alle Zutaten bei mittlerer Hitze 60–90 Min in einem Topf kochen. Abgefüllt in einer Flasche kann der Tee bis zu 4 Tage im Kühlschrank aufbewahrt und vor dem Verzehr wieder aufgewärmt werden.

Maca

(Lepidium Meyenii)

Diese bodennahe krautige Pflanze, die unserer heimischen Gartenkresse ähnelt, wächst in Südamerika unter extremen klimatischen Bedingungen bis in Höhen von 4000 Metern. Maca ist zwar auch als »peruanischer Ginseng« bekannt, gehört aber nicht zur Familie der Ginsengoide. Sie bildet eine dicke Wurzelknolle, die reich an Jod und Eisen, Magnesium, Kalium und Kalzium ist, und findet bei allen indigenen Völkern breite Anwendung als Nahrungsmittel, Genussmittel und Arznei. Die Nutzung soll bis auf die Inkas zurückgehen. Maca schmeckt süßlich und nussig. Andenbewohner kochen aus der Wurzel einen süßen Brei, den »Mazzamorra«, oder brauen daraus das Maca-Bier »Maca Chica«.

Die Knolle ist reich an androgen artig wirkenden pflanzlichen Sterolen. Sie gibt Kraft, erhöht die Durchhaltefähigkeit und die Libido. Das ist teilweise auch wissenschaftlich belegt. Eine kleinere Studie sah so aus: Acht Teilnehmer nahmen zwei Wochen lang Maca oder ein Placebo, um die körperliche Leistungsfähigkeit und den Einfluss auf die Libido zu testen. Sie fuhren 40 km mit dem Rad und hielten schriftlich fest, welchen Grad ihr sexuelles Begehren hatte. In beiden Gruppen stieg die Leistungsfähigkeit auf dem Rad, aber nur jene Probanden, die Maca eingenommen hatten, berichteten über eine Steigerung ihrer Libido.[34]

Maca ist zweifellos ein Aphrodisiakum, balanciert das Hormonsystem aus und hilft oft bei Wechseljahresbeschwerden. Zusätzlich zur Libidosteigerung bei gesunden Männern und Frauen erhöht sie auch die Fruchtbarkeit und hilft bei Potenzstörungen.[35]

Die Pflanze wirkt stimmungsaufhellend und verbessert bei Menschen mit Depression nicht nur die Befindlichkeit, sondern zudem die Libido.[36] Das gilt auch für Menschen, die Antidepressiva nehmen und dabei einen Rückgang der Libido bemerkt haben. In einer psychiatrischen Klinik gab man 20 Patientinnen, die Antidepressiva einnahmen, bis zu 3 g Maca am

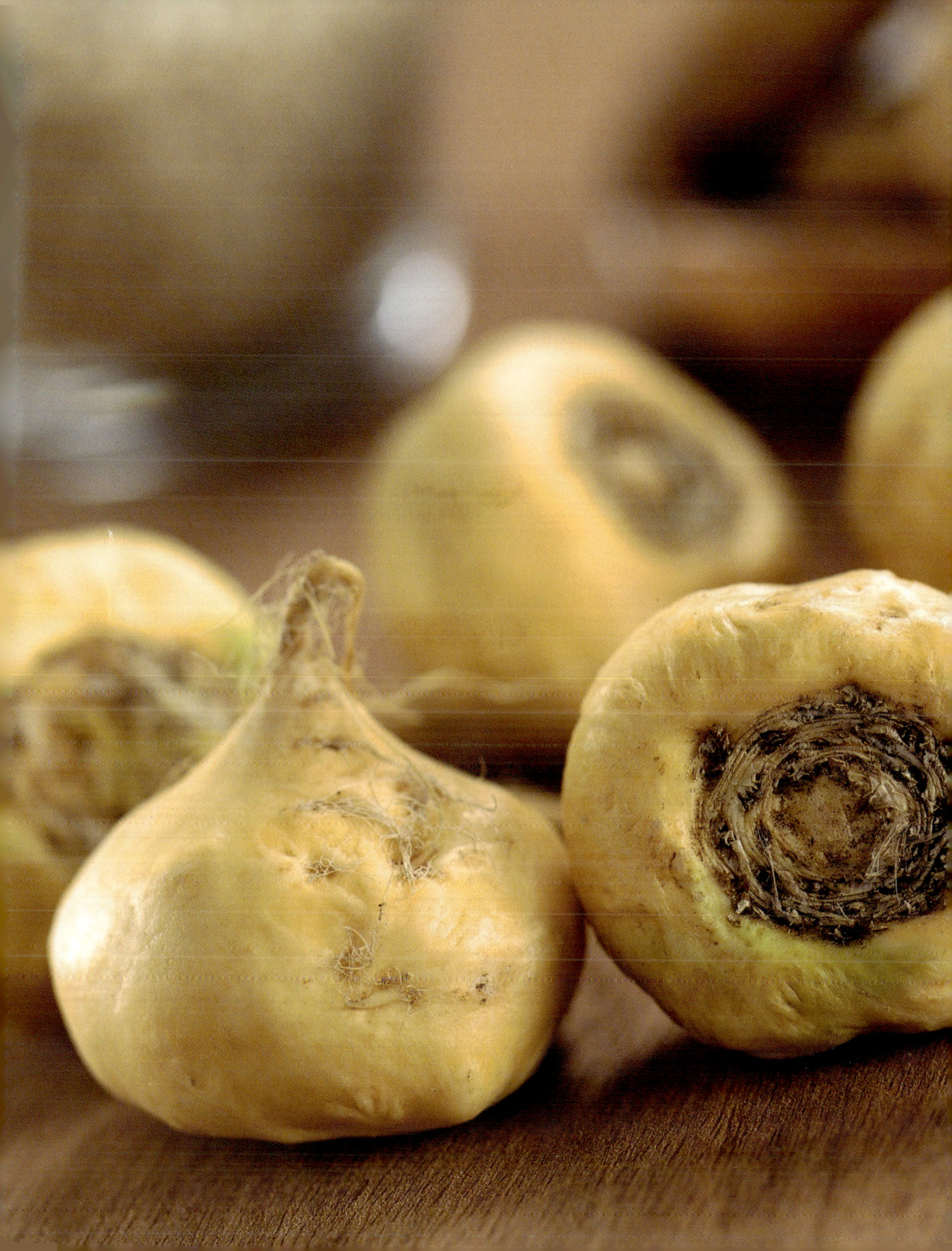

Tag und stellte bei der Mehrzahl eine Rückkehr der Libido fest.[37]

Die Wirkung scheint nicht rein hormonell zu sein. In einer anderen Studie wurden neun junge Männer über vier Monate mit Maca behandelt. Bei ihnen erhöhten sich das Volumen des Spermas und die Anzahl und Beweglichkeit der Spermien, ohne dass sich die für diese Wirkung relevanten Hormone FSH, LH, Testosteron, Estradiol oder Prolactin verändert hatten.[38]

ANWENDUNG:

1 TL täglich in die Nahrung mischen.

Eine Einnahme von bis zu 2500 mg täglich wird empfohlen.

ZU BEACHTEN:

Nicht bei einer Schilddrüsenunterfunktion einsetzen, da Maca Glukosinolate enthält, die die Bildung von Schilddrüsenhormonen behindern können.

REZEPT-TIPP:

Hummus mit Maca

250 g gekochte Kichererbsen
3 EL Tahin
50 ml Olivenöl
1 Knoblauchzehe
Saft einer halben Zitrone
2 EL Maca-Pulver
½ EL Kumin
Salz und Pfeffer

Die Kichererbsen fein pürieren und mit den restlichen Zutaten vermengen.

Kann als Brotaufstrich oder Dip serviert werden.

Pinienpollen

(Pinus massoniana, sylvestris, tabulaeformis)

Die Chinesische Gelbkiefer hat in der chinesischen Medizin eine lange Anwendungstradition bei der Behandlung von Atemwegsinfekten. Ihre Pollen werden als Nahrung der Götter bezeichnet. Sie geben Kraft und stärken das Qi (siehe Seite 13).

Tatsächlich sind Pinienpollen ungewöhnlich reich an Vitalstoffen, haben einen hohen Gehalt an Vitamin A, B_1, B_2, B_6, C, D_2, E und Folsäure, liefern Mineralien wie Eisen, Mangan, Kupfer, Zink und Selen und können zusätzlich mit einem hohen Gehalt an Aminosäuren aufwarten, darunter auch Phenylalanin, Tyrosin und Tryptophan, die wir für die Herstellung zahlreicher Hormone brauchen.

Es ist ein überraschendes Ergebnis der Forschungen der letzten Jahre, dass auf der Ebene der Geschlechtshormone keine strenge Trennung zwischen Menschen, Tieren und Pflanzen besteht. Geringe Spuren von Geschlechtshormonen wie Östrogenen und Androgenen finden sich in vielen Pflanzen. Ob Pflanzen auch Progesteron bilden können, ist bis heute unklar geblieben. Erst seit einigen Jahren ist bekannt geworden, dass manche Pflanzen sogar Testosteron und nahe Verwandte von Testosteron bilden können. Das ist besonders bei einigen Piniensorten der Fall. Zehn Gramm Pollen beinhalten etwa 0,8 mcg Testosteron.[39]

Durch den Gehalt an Vitamin D_2 und D_3 sowie einigen chemischen Abkömmlingen können Pinienpollen stärker als viele andere Pflanzen das Hormonsystem unterstützen und die Synthese von Androgenen antreiben.[40]

Für die medizinische Anwendung ist es üblich geworden, Kombinationen zweier oder mehrerer Pinienpollen anzubieten. Dazu gehören im Regelfall Pinus tabulaeformis, die chinesische Gelbkiefer, die in der chinesischen Provinz Zhejiang in einer Höhe bis zu 2000 m vorkommt, sowie die in den USA, Australien und Kanada häufig angewandte Pinus massoniana.

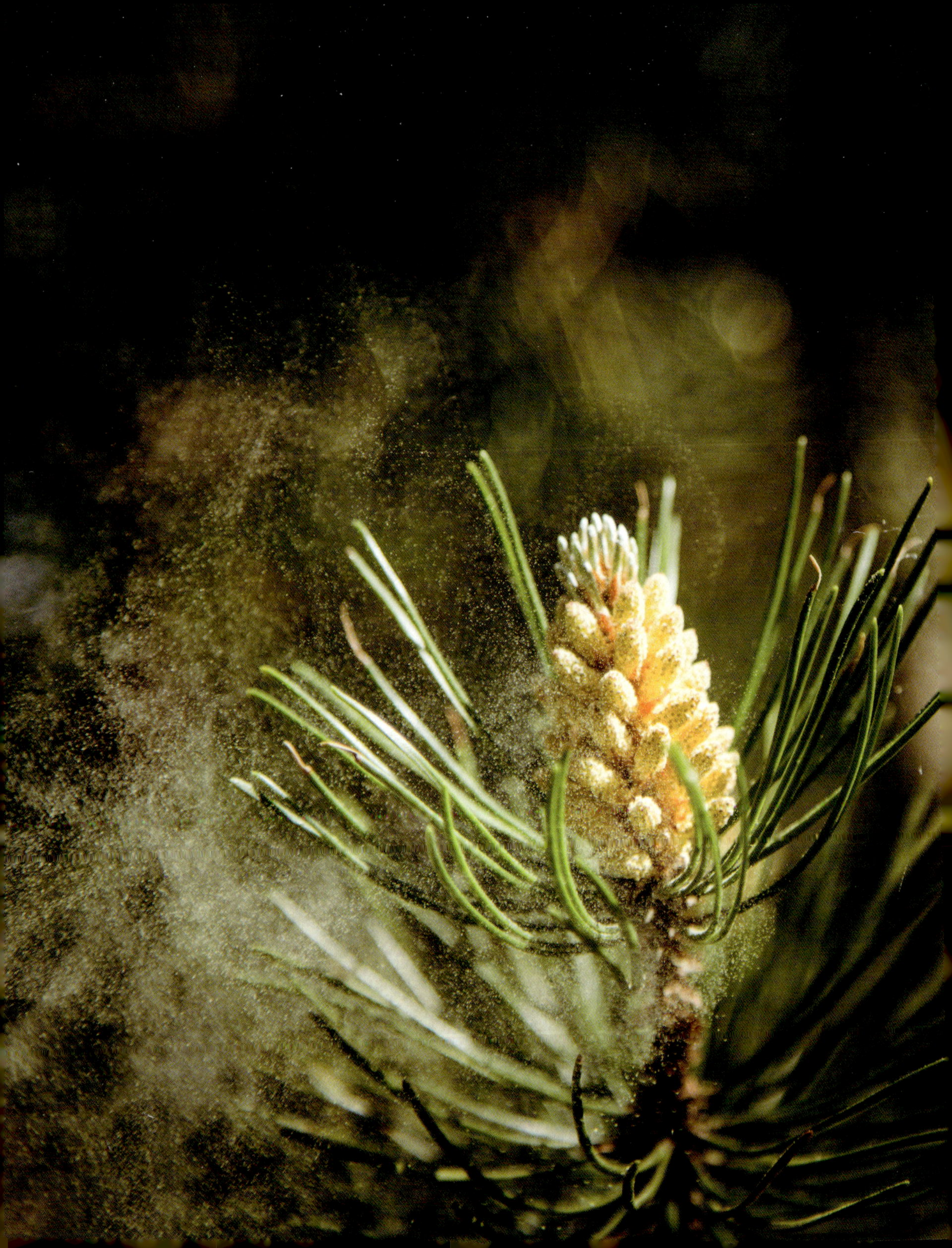

ANWENDUNG:

In der EU ist die innere Anwendung durch die Novel-Food-Verordnung EG Nr. 258/97 nicht zugelassen worden, weshalb hier keine Empfehlung ausgesprochen werden kann. Trotzdem sind einige Präparate zum Kauf erhältlich (siehe Seite 182). Eine Einnahme von bis zu 2 EL täglich ist üblich.

ZU BEACHTEN:

Nicht einnehmen in der Schwangerschaft und Stillzeit. Bei hohem Testosteron im Körper können Pinienpollen in höherer Dosierung auch schädlich wirken. Viele Menschen haben eine Allergie auf Pinienpollen.

REZEPT-TIPP:

Pinienpollenbutter

Wenn Pinienpollen mit Butter vermengt werden, erinnert der Geschmack an Käse. Man kann das als Zutat für Nudelgerichte nutzen. Folgendes Rezept eignet sich besonders für Spaghetti Aglio Olio mit Ringelblumenblüten.

2 EL Butter
1 TL Pollen
1 Prise Salz

Butter in der Pfanne erhitzen, Pollen einrühren, Salz dazugeben.

Bockshornklee

(Trigonella foenum-graecum)

Dieser Hülsenfrüchtler wurde schon vor Jahrtausenden am Nil und im Mittelmeerraum angebaut. In der Antike wurde Bockshornklee für spirituelle Räucherungen genutzt. Die Pflanze wurde in Klostergärten angebaut und kultiviert und gehört als fester Bestandteil zur traditionellen europäischen Medizin.

Auch in Indien, China und Tibet wird Bockshornklee medizinisch seit Jahrhunderten bei verschiedensten Erkrankungen und Beschwerden eingesetzt. Als adaptogene Pflanze kann er als Kraftmittel eingesetzt werden, Alterungsprozesse verzögern, das Immunsystem stärken und die Hormondrüsen aktivieren. Bockshornklee beinhaltet Saponine, pflanzliche Steroide, Alkaloide, Flavonoide und Gerbstoffe sowie die Vitamine A und D. Die höchste medizinische Bedeutung von allen hat Diosgenin, ein Steroidsaponin, das die Bildung von Progesteron und anderen Nebennierenhormonen im Körper fördert. Es wirkt dadurch bei vielen Menschen stark hormonell ausgleichend. Im Vergleich zur Yamswurzel mischt sich dieser Wirkung aber auch noch eine östrogene Wirkung bei, weshalb Bockshornklee traditionell nicht nur bei verschiedenen Frauenleiden (insbesondere Menstruationsbeschwerden) eingesetzt wird, sondern auch als Mittel gegen Haarausfall (vor allem bei Männern mit einem Androgenüberschuss). Östrogene sind auch vorwiegend für die Haarpracht von Frauen zuständig, und wenn diese in der Wechseljahreszeit zurückgeht, kann hier mit Bockshornklee oft ein guter Ausgleich gefunden werden. Eine weitere wichtige Anwendung dieser Pflanze besteht in der Stärkung der Leber, und auch bei der Behandlung eines Diabetes kann Bockshornklee genutzt werden, denn er senkt den Blutzucker[41] und die Insulinresistenz.[42] In einer Studie mit Parkinson-Patienten stellte man außerdem fest, dass sich mit Bockshornklee eine deutliche Rückbildung von neurologischen Beschwerden erreichen lässt.[43]

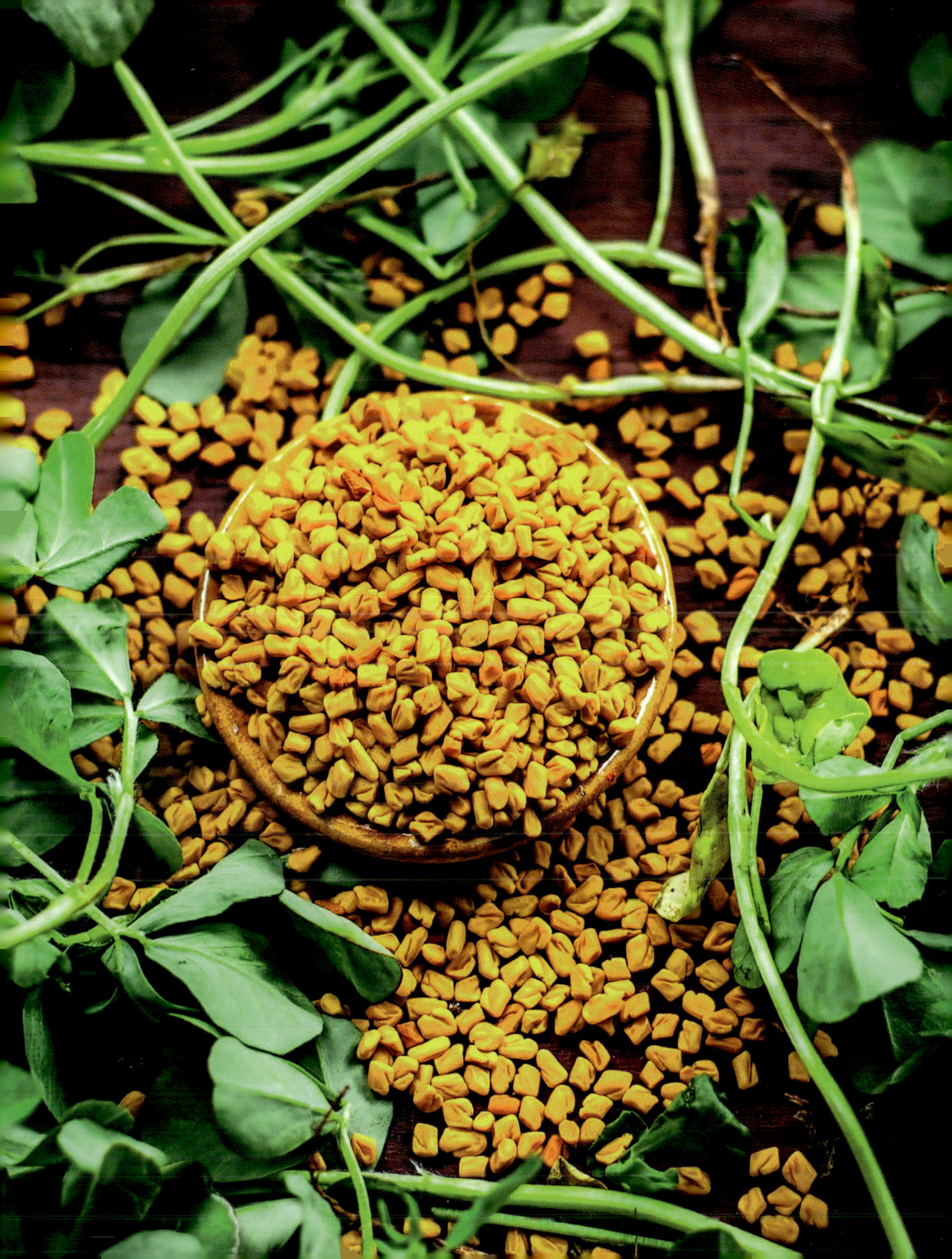

ANWENDUNG:

Die *frische Pflanze* kann aus dem Samen gezüchtet und im Garten kultiviert werden. Medizinisch genutzt werden die Bockshornkleesamen. Im Handel erhältlich sind Bockshornkleesamen-Pulver und -Konzentrat.

Tee: 3 ungemahlene Samen mit 250 ml heißem Wasser aufbrühen und 10 Min. ziehen lassen. In kleinen Schlucken trinken.

Schilddrüsenwickel: 2 EL Pulver mit heißem Wasser mischen, bis eine breiartige Paste entsteht. Diese auf ein Tuch geben und 15 Min. lang vorne auf den Hals geben.

Eine Einnahme von bis zu 500 mg täglich wird empfohlen.

ZU BEACHTEN:

Nicht einnehmen in der Schwangerschaft und Stillzeit. Keinen Kindern unter 12 Jahren geben. Nicht einsetzen bei Allergie gegen Hülsenfrüchtler. Bockshornklee enthält Cumarine und wirkt dadurch blutverdünnend.

REZEPT-TIPP:

Bockshornklee-Aufstrich

100 g Doppelrahmfrischkäse
1 EL Crème fraîche
1 TL Bockshornkleesamen
1 Spritzer Limettensaft
Salz

Frischkäse und Crème fraîche glattrühren. Bockshornklee im Mörser leicht zerstoßen und unterrühren. Die Creme mit Salz und Limettensaft abschmecken.

Yamswurzel

(Dioscorea villosa, Mexican Wild Yam)

Es gibt über 800 bekannte Yamswurzelgewächse, von denen als Nahrungsmittel in Afrika der Maniok und in Nordamerika die Süßkartoffel üblich sind. Die häufigste medizinisch genutzte Form der Yamswurzel ist die mexikanische wilde Yams. Diese Kletterpflanze, die in Süd- und Mittelamerika weit verbreitet ist, wächst in feuchten Böden in sonnigem Klima und kann bis zu drei Meter hoch werden. Ihre medizinische Nutzung soll Jahrtausende alt sein und auf die Maya zurückgehen. Als Arzneimittel eingesetzt wird sie bei vielen Frauenkrankheiten. Unter anderem soll sie verhütend wirken, den weiblichen Zyklus modulieren, die Fruchtbarkeit erhöhen und bei der Geburt die Wehen regulieren können.

Als wichtigster Inhaltsstoff gilt das Diosgenin, das in seiner Struktur an Progesteron erinnert und das unserer pharmazeutischen Industrie dazu dient, hormonähnliche Produkte daraus herzustellen, so die Pille und Minipille, aber auch bioidentische Östrogene und Gestagene.

Warum Yams beim Menschen medizinische hormonelle Wirkungen auslöst, konnte bislang in medizinischen Studien noch nicht schlüssig erklärt werden. Diosgenin wird im Körper nicht in Progesteron umgewandelt, scheint aber Rezeptoren für Progesteron und andere Hormone anzuregen. Dadurch wird ein Teil des Bedarfs an Progesteron und anderen Nebennierenhormonen wie DHEA und Pregnenolon eingespart, was sich entlastend auf Nebennieren und Geschlechtsdrüsen auswirken kann.

In medizinischen Studien konnte nachgewiesen werden, dass die Yamswurzel antioxidativ und entzündungshemmend wirkt und damit einen gewissen Wert bei der Behandlung von Infektionskrankheiten und bei der Bekämpfung von entzündlichen Reaktionen hat.[44] Sie regt außerdem die Knochenbildung an und wirkt verbessernd bei Osteoporose.[45] Diese

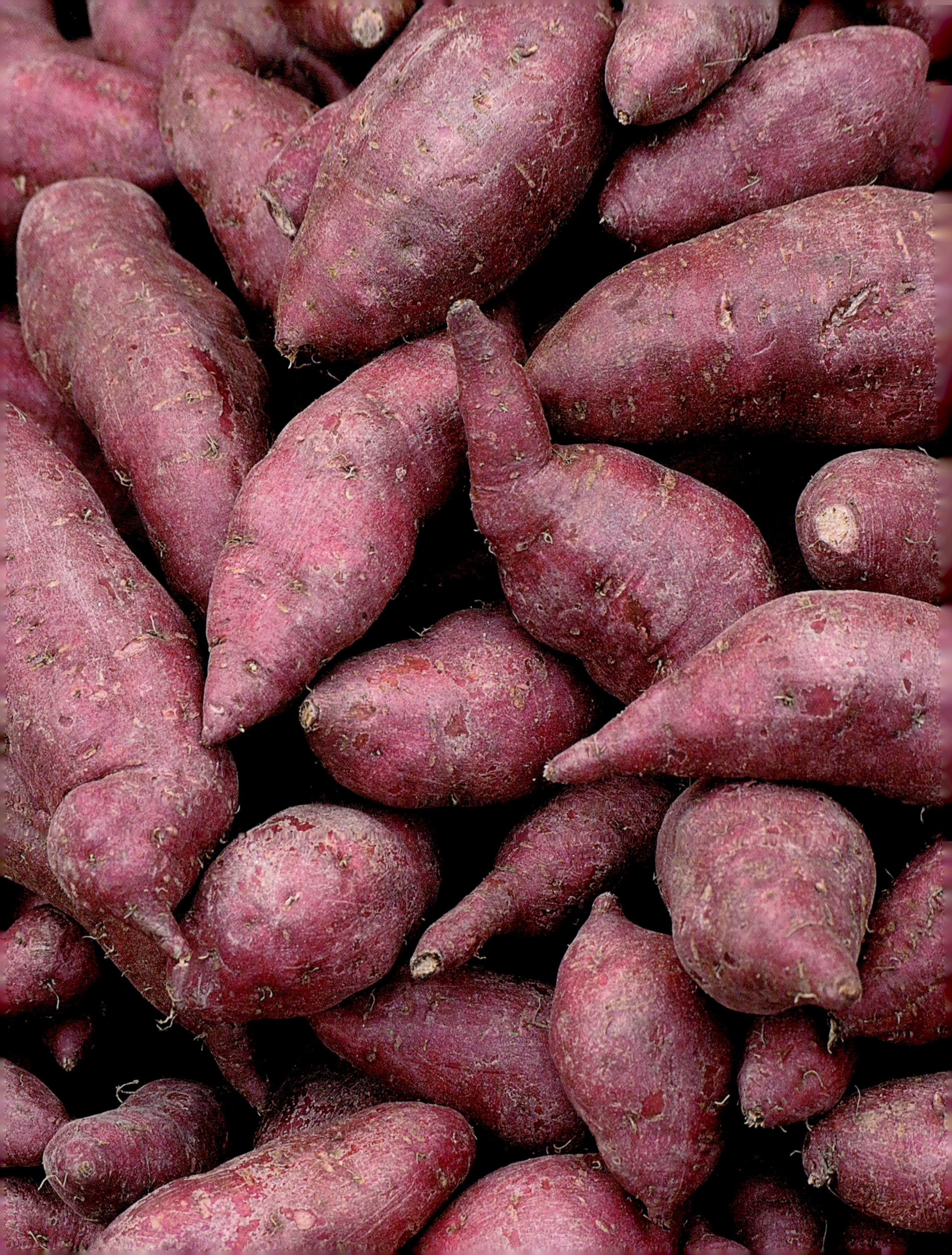

Wirkung ist ähnlich dem Vitamin D. Auch hier können wir eine entlastende Wirkung der Yams im Stoffwechsel feststellen. Bei vielen hormonellen Störungen mit entzündlichem Befall der Hormondrüsen liegt parallel ein niedriger Vitamin-D-Spiegel vor. Yams kann hier die Heilung über eine verbesserte Regulation von Kalzium und Phosphat unterstützen.

ANWENDUNG:

Man nimmt als Frau vor den Wechseljahren vom 10.–25. Zyklustag etwa 500 mg Tagesdosis ein. Nach den Wechseljahren und bei Männern kann die Einnahme täglich erfolgen.

1 TL täglich in Smoothies oder in Fruchtsäfte mischen.

Eine Einnahme von bis zu 1500 mg täglich wird empfohlen.

ZU BEACHTEN:

Bei täglicher Einnahme von 3000 mg kann Yamswurzel empfängnisverhütend wirken.

Rotklee

(Trifolium pratense)

Schon in alten Kräuterbüchern werden die Blüten des Rotklees bei Menstruationsbeschwerden und bei bestehenden Hormondrüsenknoten empfohlen, so auch bei der Behandlung von Brustkrebs und Eierstockkrebs. Eine einmalige Situation, denn mit dem Rotklee bietet sich sowohl die Möglichkeit eines Hormonersatzes wie auch einer vorbeugenden Wirkung gegen Brustkrebs. Rotklee ist die bekannteste Form des Östrogenersatzes in den Wechseljahren geworden, also in einer Zeit, in der die körpereigene Produktion von Östrogenen zurückgeht und das Risiko von Brustkrebs nach und nach zunimmt.

Viele Frauen befürchten in dieser Situation zu Recht die Einnahme von künstlichen Hormonen, da sich bei einem Hormonersatz mit pharmakologischen östrogenartigen Medikamenten wie der Pille und möglicherweise auch bei bioidentischen Hormonen, eine Erhöhung des Brustkrebsrisikos oder des Risikos für Eierstock- oder Gebärmutterkrebs gezeigt hat.

In der Pflanze erkennt man eine Arznei, die nicht nur östrogenartig wirkt, sondern auch eine antientzündliche, antioxidative und Krebszellen in ihrem Wachstum hemmende Wirkung hat.[46] Zahlreiche Studien, die zu dieser Fragestellung durchgeführt wurden, haben das bestätigt. Rotklee ist reich an Isoflavonen, die die Zellteilung von Tumorzellen hemmen und die Gefäßneubildung von Tumoren unterbinden können.[47]

Die Isoflavone des Rotklees sind in der Lage, an Östrogenrezeptoren anzudocken.[48] Deshalb hilft er auch gegen viele Beschwerden der Wechseljahre, bei denen ein Östrogenmangel besteht.[49] Das sind u. a. Hitzewallungen, Depression, Stimmungsschwankungen oder vermehrte Faltenbildung.[50]

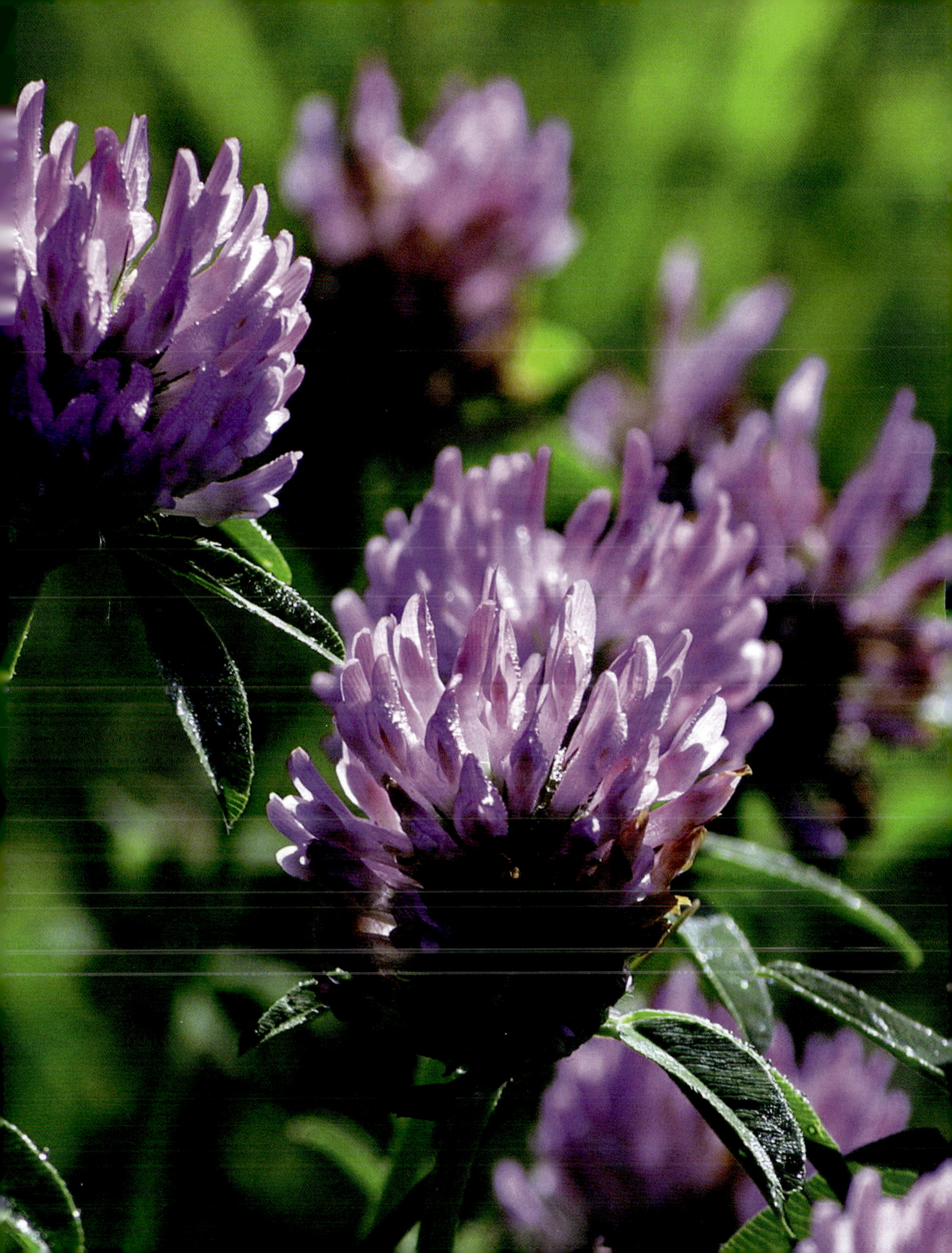

ANWENDUNG:

Rotkleeblüten kann man im Frühjahr und Sommer auf Wiesen und im Wald ernten. Man kann die Samen auch in einem Beet oder Topf aussäen und so jeden Tag Blüten ernten. Junge Rotkleesprossen enthalten hohe Anteile des hochwirksamen Isoflavons Formononetin.[51] Die Tagesdosis beträgt 1 EL frische Blüten.

Tee: 3 gehäufte TL getrocknete Rotkleeblüten mit 250 ml heißem Wasser aufbrühen und 15 Min. ziehen lassen. Eventuell mit Honig süßen.

Eine Einnahme von bis zu 80 mg täglich wird empfohlen.

ZU BEACHTEN:

Nicht einnehmen in der Schwangerschaft und Stillzeit. Auch nicht einnehmen, wenn Sie einen hormonabhängigen Krebs hatten, denn es kann eine Wirkminderung von L-Thyroxin zur Folge haben.

REZEPT-TIPP:

Rotklee-Pesto

50 g frische Rotkleeblätter und -blüten
50 ml Olivenöl
25 g Buchweizen oder Sonnenblumenkerne
½ TL Zitronensaft
Salz und Pfeffer

Sonnenblumenkerne in der Pfanne anrösten und anschließend zusammen mit den restlichen Zutaten im Mixer oder mit dem Pürierstab fein pürieren. Kann zu Nudeln, aber auch als Brotaufstrich serviert werden.

Shatavari

(Asparagus racemosus)

Shatavari ist ein Spargelgewächs, ein dorniger Busch mit knollenartigen Wurzeln, weißen Blüten und roten Beeren, der vor allem in Indien und im Himalaja-Gebiet vorkommt. Seine getrockneten Wurzeln werden seit Jahrhunderten zur Behandlung von Frauenleiden genutzt. Im Ayurveda ist Shatavari (der Name bedeutet »Frau, die hundert Männer besitzt«) wegen ihrer hormonell aktivierenden Wirkung bei Frauen bekannt. Die Wurzel macht eine Frau schön und begehrenswert und auch fruchtbar. Das kann sie, weil sie das kühle und feuchte Kapha-Dosha verstärkt, das für Kreativität, Fruchtbarkeit und Gebärfähigkeit zuständig ist.

Wegen ihrer zahlreichen positiven Eigenschaften wird die Pflanze auch als »Königin der Kräuter« bezeichnet. Sie ist reich an Antioxidantien, wirkt antientzündlich und beugt der Bildung grauer Haare vor. Daneben wirkt sie schleimlösend, immunstärkend und sie wird auch zur Verdauungsförderung eingesetzt.

Shatavari beinhaltet einen hohen Anteil an pflanzlichen Hormonen, die die Bildung von weiblichen Geschlechtshormonen und teilweise von Androgenen fördern. Die Hauptwirkung ist östrogen, weshalb Shatavari den Eisprung fördert. Eine regelmäßige Einnahme soll Brustkrebs vorbeugen.[52]

Die Pflanze wirkt hauptsächlich hormonell, daher lindert sie Wechseljahresbeschwerden, regt die Libido an, wirkt ausgleichend auf das Hormonsystem und steigert die Fruchtbarkeit. Bei stillenden Müttern verbessert sie über eine Erhöhung der Prolaktinsekretion die Milchbildung.[53]

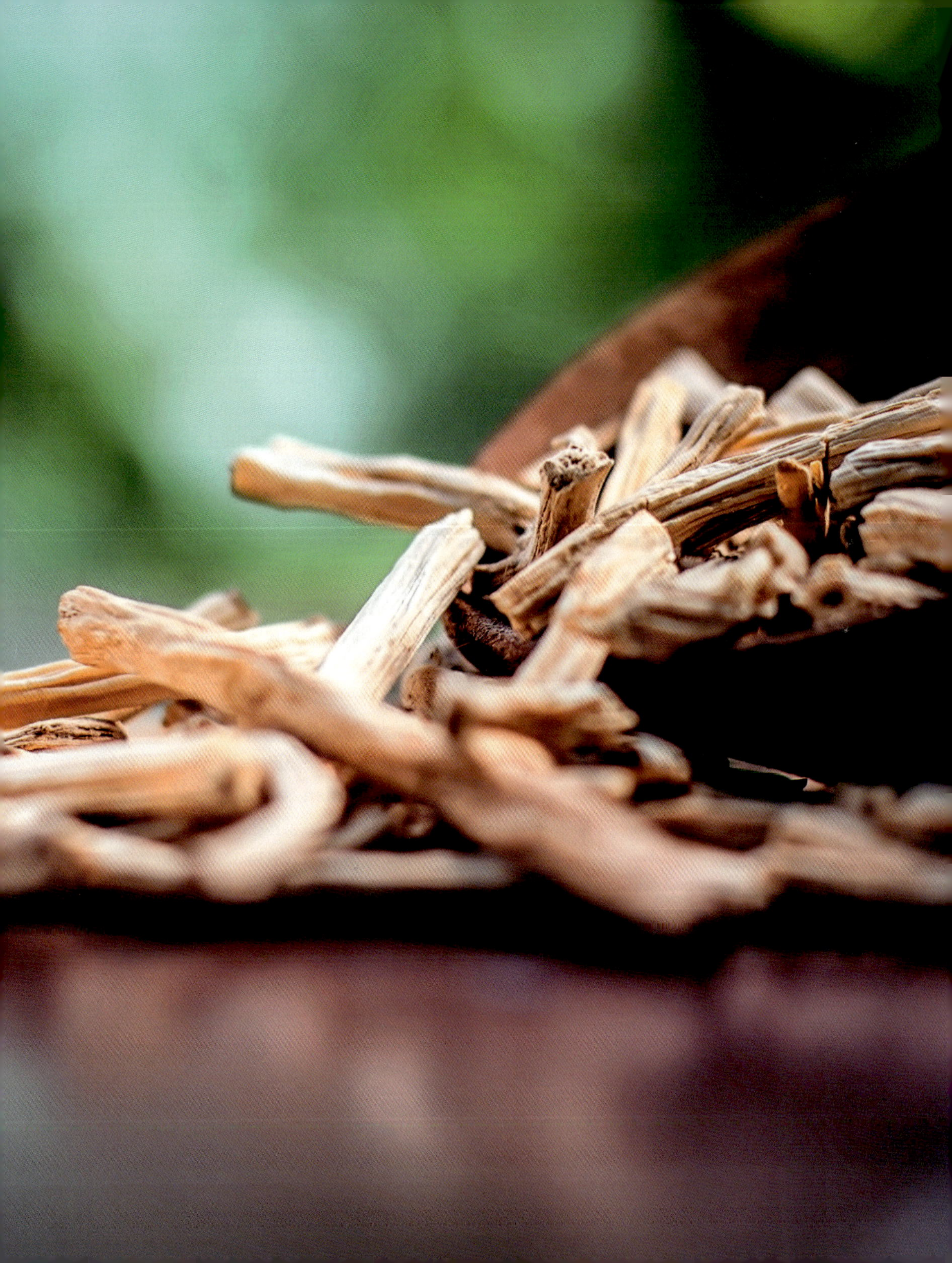

ANWENDUNG:

Eine Einnahme von maximal 3 g täglich wird empfohlen.

Man kann die Wirkung verstärken, indem man 1 TL Shatavaripulver in 200 ml Milch rührt und erwärmt. Dazu kommen je 1 TL Ghee und Sharkara.

Eine Einnahme von bis zu 550 mg täglich wird empfohlen.

Shatavari kann auch äußerlich als Maske angewendet werden. Es besitzt eine beruhigende und kühlende Wirkung. Dafür einen Teelöffel Heilerde mit etwas Wasser vermischen bis eine Paste entsteht. Paste auf dem Gesicht auftragen und 15–20 Min einwirken lassen. Anschließend mit lauwarmem Wasser abnehmen.

REZEPT-TIPP:

»Moon Milk«

250 ml Pflanzenmilch
1 TL Shatavari
1 TL rohes Kakaopulver
1 TL Zimt

Alles zusammen in einem Topf erwärmen und vor dem Schlafengehen trinken.

Süßholzwurzel

(Glycyrrhiza glabra)

Süßholz ist ein Schmetterlingsblütler, eine bis zu zwei Meter große Staude, die im Hochsommer blaue Blüten trägt. Ihre gelbliche Wurzel schmeckt 50-mal süßer als Zucker.

In China wird eine Variante des Süßholzes, Gan Cao, seit zwei Jahrtausenden als Arznei eingesetzt. In Europa ist sie auch schon seit langer Zeit als Adaptogen bekannt. Römische Soldaten in der Legion führten Süßholzwurzel bei sich, um ihr Hunger- und Durstgefühl zu unterdrücken. Auch bei Krankheiten wurde sie vermehrt eingenommen: als Reinigungsmittel für Brust, Lungen und Darm, aber auch, um bei Nieren- und Blasenkrankheiten den Harnfluss anzuregen. Ihre entzündungshemmende Wirkung führte früh zum Einsatz bei Augenentzündungen und als Wundheilungsmittel. In den letzten Jahrzehnten wird sie vermehrt bei Autoimmunerkrankungen eingesetzt.

Die Süßholzwurzel ist auch ein beliebtes Forschungsobjekt geworden. So wurden aus ihr mittlerweile über 400 medizinisch wirksame Arzneien isoliert. Am bekanntesten ist Glycyrrhizin, das entzündungshemmende und antivirale Wirksamkeit hat.[54] Die Einnahme von Süßholzwurzel regt die Nebennierenrinde an und führt dabei zu einer Steigerung der Bildung und Ausschüttung von Kortison und Aldosteron. Das kann bei Menschen mit gesunden Nebennieren schnell eine Überfunktion hervorrufen. Bekannt geworden ist die Steigerung des Blutdrucks, die viele Menschen nach wochen- oder sogar monatelangem regelmäßigen Konsum von Naschwerk erleben, das aus Süßholz hergestellt wird (darunter vor allem Lakritze). Süßholz ist eine mächtige Arznei bei Nebennierenschwäche und muss gut dosiert werden. Für Menschen, die eine fortgeschrittene Schwäche der Nebennieren aufweisen und mit niedrigem Blutdruck und Schwindel zu kämpfen haben, ist die Süßholzwurzel ein Segen, denn sie stärkt die Nebennierenleistung durch

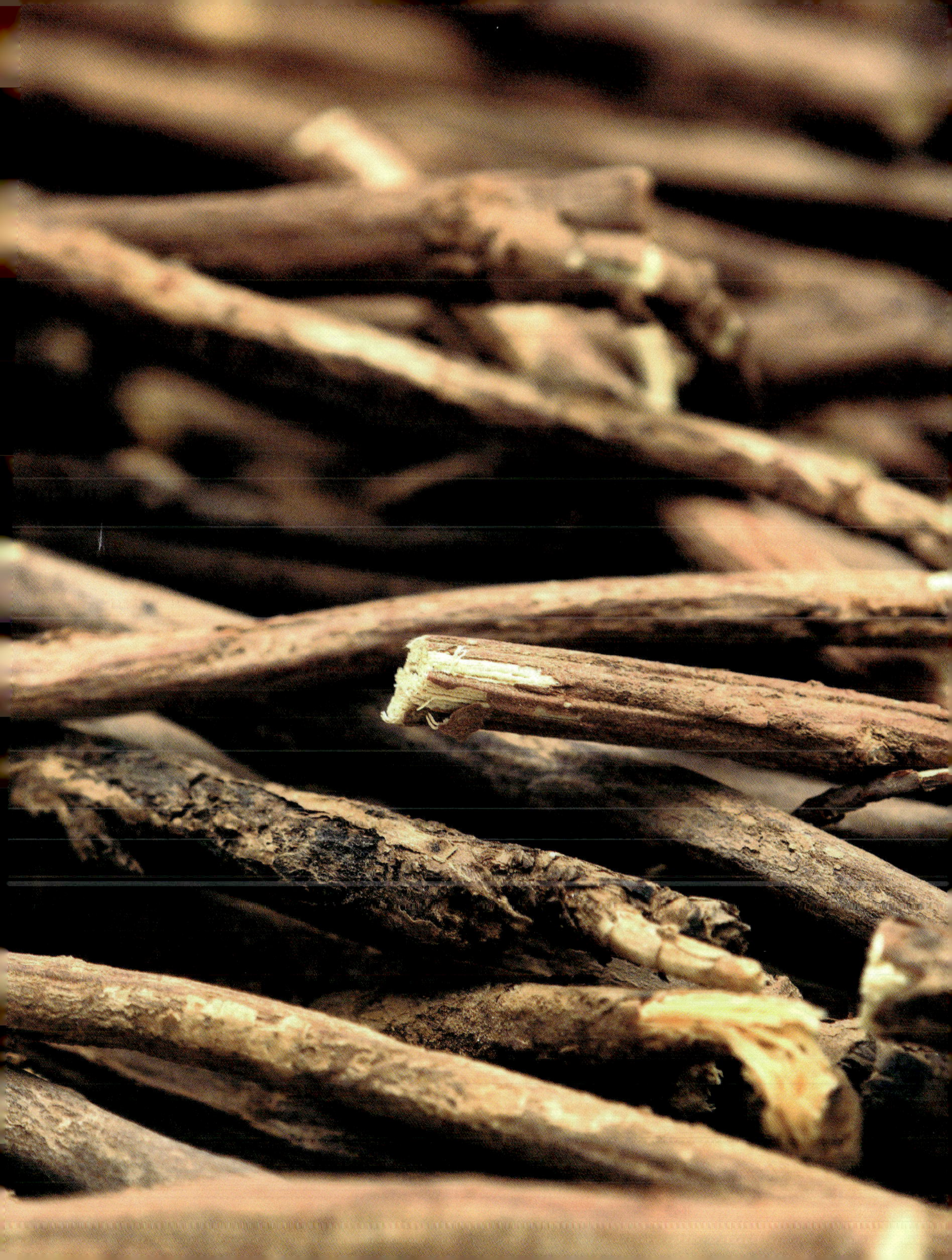

vermehrte Bildung von Cortisol und Aldosteron. Zusätzlich führt sie zur Verzögerung des Cortisolabbaus, was langfristig eine Schonung der Nebennieren zur Folge hat.

ANWENDUNG:

Süßholzwurzel findet man geschnitten als Tee bei Fachhändlern.

Tee: 1 TL geschnittene Wurzel mit 200 ml heißem Wasser aufbrühen und 8 Min. ziehen lassen. In kleinen Schlucken trinken.

Gemahlene Süßholzwurzeln werden als Lakritzpulver verkauft. Eine Einnahme von 1 TL täglich wird empfohlen.

Die empfohlene Tagesdosis beträgt bis zu 1500 mg.

Eine Vaginalcreme mit Süßholzwurzel wirkt östrogenartig und hilft bei trockener Schleimhaut.[55]

REZEPT-TIPP:

Lakritz-Pudding mit Brombeeren

1 l Milch
80 g Speisestärke
4 Eigelb
1 TL Lakritzpulver
100 g Zucker
1 Prise Salz
frische Brombeeren

200 ml Milch mit Stärke und Eigelb verrühren.

800 ml Milch mit Lakritzpulver, Zucker und Salz in einen Topf geben und kurz aufkochen. Danach auf kleinste Flamme stellen und die Stärke-Ei-Mischung einrühren. 1 Min. köcheln lassen.

In Gläser abfüllen und kühlen.

Mit frischen Brombeeren servieren.

ZU BEACHTEN:

Nicht einnehmen in der Schwangerschaft und Stillzeit, bei erhöhtem Blutdruck, Diabetes oder Nierenkrankheiten. Hat eine Wirkungsverstärkung bei Kortisonpräparaten. Nicht länger als 3 Monate anwenden. Danach wird 1 Monat pausiert, bis man wieder damit beginnen kann.

Nervenstärker

Diese Gruppe der Adaptogene verbessert die Leistungsfähigkeit des Gehirns, wirkt beruhigend, angstlösend und antidepressiv. Häufig ist es so, dass emotionale Stressfaktoren eine Schwächung des Nervensystems bedingen und eine heilende Arznei vor allem hier angreifen muss.

Baldrianwurzel

(Valerianae radix)

Baldrian ist eine der zentralen Heilpflanzen unserer Kultur und hat viele verschiedene Anwendungsmöglichkeiten. Sie ist nach dem germanischen Gott Balder benannt, jener Lichtgestalt, die zur Sommersonnenwende stirbt, nachdem sie die ganze Kraft der Sonne aufgenommen hat. Baldrian weist nach dieser Vorstellung diese Sonnenkraft auf, kann aktivieren, die Stimmung aufhellen und das Bewusstsein erweitern, vor allem in der dunklen Jahreszeit, wo die Abwesenheit der Sonne auf das Gemüt schlägt.

Bei manchen Menschen wirkt Baldrian auch beruhigend. Aufgrund dieser Wirkung genoss er in Mitteleuropa schon vor Jahrtausenden einen guten Ruf als Sedativum und auch als Hilfsmittel zum Einschlafen.[56] Sebastian Kneipp prägte den Spruch: »Alle Formen von nervösen Zuständen, ob im Krampf oder in Schmerzen, verlangen den Baldrian.«

Wissenschaftlich konnte man nachweisen, dass Baldrian den Fluss der Gamma-Amino-Buttersäure verbessert und deshalb neuroprotektiv wirkt.[57] Das hilft beim Durchschlafen, kann aber auch Ängste und Unruhe lindern und ist dabei sogar in der Wirksamkeit dem synthetischen Beruhigungsmittel Oxazepam vergleichbar.[58]

Zusammen mit Johanniskraut kann Baldrian eine stimmungsaufhellende und aktivierende Wirkung erzeugen, die jener des Antidepressivums Amytryptilin vergleichbar ist. Dabei hat er keine Nebenwirkungen.[59]

Das Mittel wirkt schon bei Säuglingen beruhigend und kann deshalb auch problemlos in der Stillzeit eingesetzt werden.[60] Der Einsatz bei Kindern ist überprüft worden und scheint bedenkenlos möglich zu sein.

Für die Wirkung von Baldrian verantwortlich sind ätherische Öle. Diese sind flüchtig, daher ist in einem Baldriantee nur mehr wenig vorhanden, und mitunter ist er auch in Kapselform biologisch weniger aktiv.

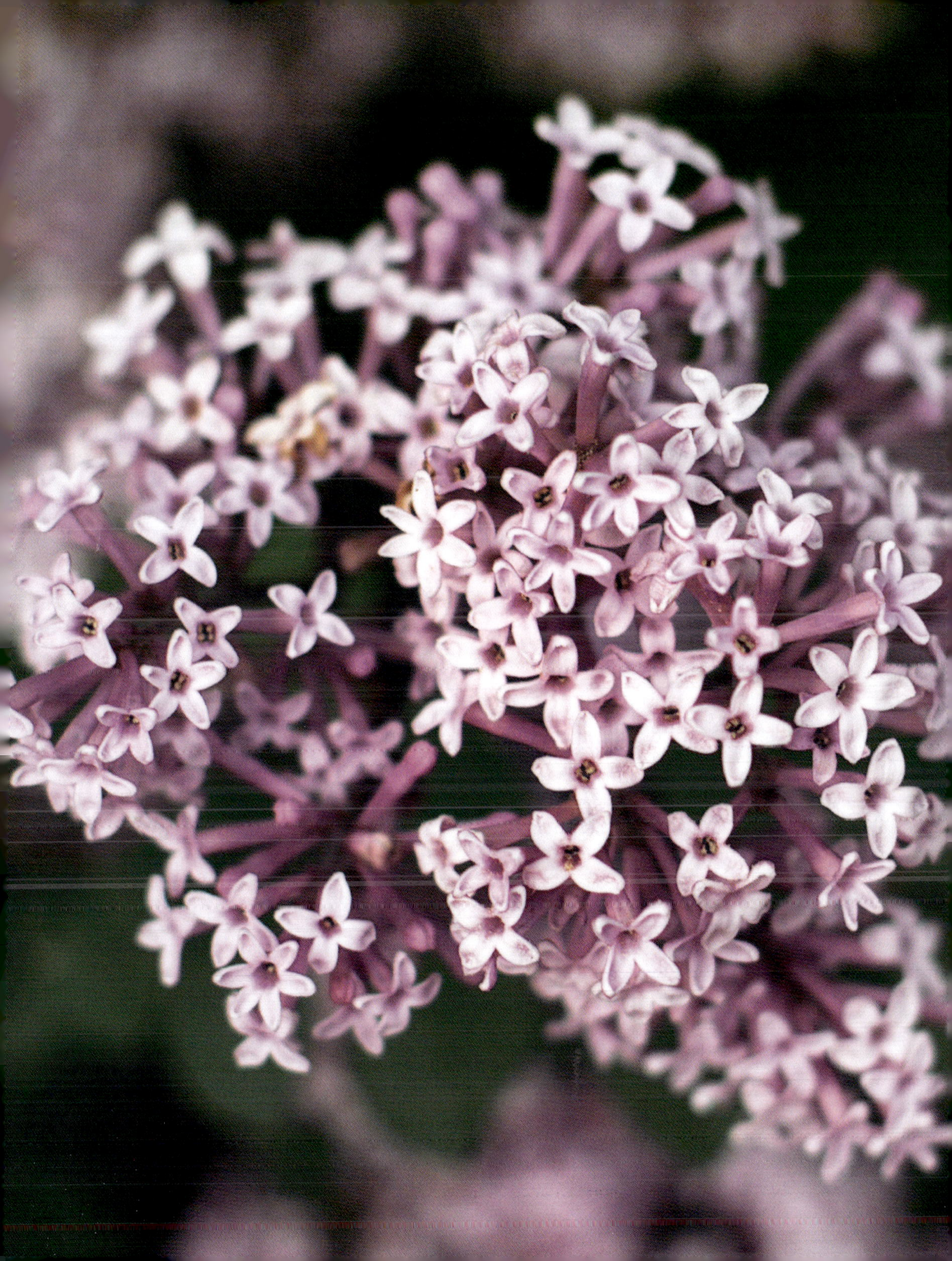

ANWENDUNG:

Baldriansamen kann man kaufen und im Garten anpflanzen. In der Blütezeit erntet man die Blüten, isst bis zu fünf Blüten täglich oder macht daraus einen Tee. Im Oktober erntet man die Pflanze, gewinnt die Wurzel, schneidet sie klein und trinkt davon über die kühle Jahreszeit hinweg einen Tee.

Tee: 1 EL Blüten über 12 Std. in einer Tasse mit kaltem Wasser ausziehen lassen. Angewärmt und schluckweise trinken.

Tee: 2 TL der Wurzel über 12 Std. in einer Tasse mit kaltem Wasser ausziehen lassen. Angewärmt und schluckweise trinken.

Eine Tagesdosis von 450 mg sollte nur im Ausnahmefall überschritten werden.

ZU BEACHTEN:

Empfohlen wird eine Einnahme von 4 Wochen und danach 4 Wochen Pause.

REZEPT-TIPP:

Baldrian-Badezusatz

Für ein schlafförderndes Baldrian-Bad setzt man 100 g der Wurzel mit 2 l kaltem Wasser an, kocht die Mischung auf und seiht die Flüssigkeit nach ca. 10 Min. ab. Der entstandene Tee kann dann einfach ins Badewasser gegeben werden.

Brahmi

(Bacopa monnieri)

Diese Pflanze ist bei uns auch als »Kleines Fettblatt« oder »Feenkraut« bekannt. Sie ist ein Wegerichgewächs, das eine Größe von 15 Zentimetern erreicht und vor allem in subtropischen Gegenden gedeiht. Bei uns kann sie gut als Topfpflanze gehalten werden.

In den letzten Jahren ist Brahmi auch in Europa populär geworden, weil sie Denkvermögen und Konzentration steigern kann.[61] Nachdem in Studien nachgewiesen werden konnte, dass davon viele ältere Menschen profitieren (vor allem bei Vergesslichkeit und Wortfindungsstörungen), wächst ihre Beliebtheit als Nahrungsergänzungsmittel.[62]

Brahmi hat eine positive Auswirkung auf das Hormonsystem, indem sie über eine Steigerung der Gehirnfunktion die Stressantwort der Nebennieren verbessert. Die Ausschüttung von Cortisol kann unter Stressbedingungen besser moduliert werden. Die Pflanze erhöht auch die Aufmerksamkeit und die geistige Leistungsfähigkeit unter Stress.[63]

In ihr enthalten ist ein Alkaloid, das sogenannte Brahmin, das chemisch dem Strychnin ähnlich ist, das vor allem als Gift bekannt ist. In niedrigen Dosierungen kennt es aber eine lange medizinische Anwendungspraxis. Brahmi wirkt anregend, euphorisierend, erhöht die Wahrnehmung von Farben, verbessert die Atmung und wird besonders im Ayurveda als Arznei eingesetzt, um zu regenerieren, zu revitalisieren und zu verjüngen. Das Adaptogen soll auch das »Sattva« stärken, das heißt, den Verstand fördern und den Menschen in seine Mitte bringen. Es wird zudem als Aphrodisiakum genutzt.

Das kleine Fettblatt kann noch mit einer Reihe weiterer medizinisch nutzbarer Inhaltsstoffe aufwarten: Es enthält zusätzlich Flavonoide, Phytosterine und Triterpene, die hormonell unterstützend wirken, aber auch Saponine, die die Leistung des Gehirns steigern und gegen Stress und Depression helfen. Brahmi wird bei der Behandlung von Alzheimer eingesetzt, da es

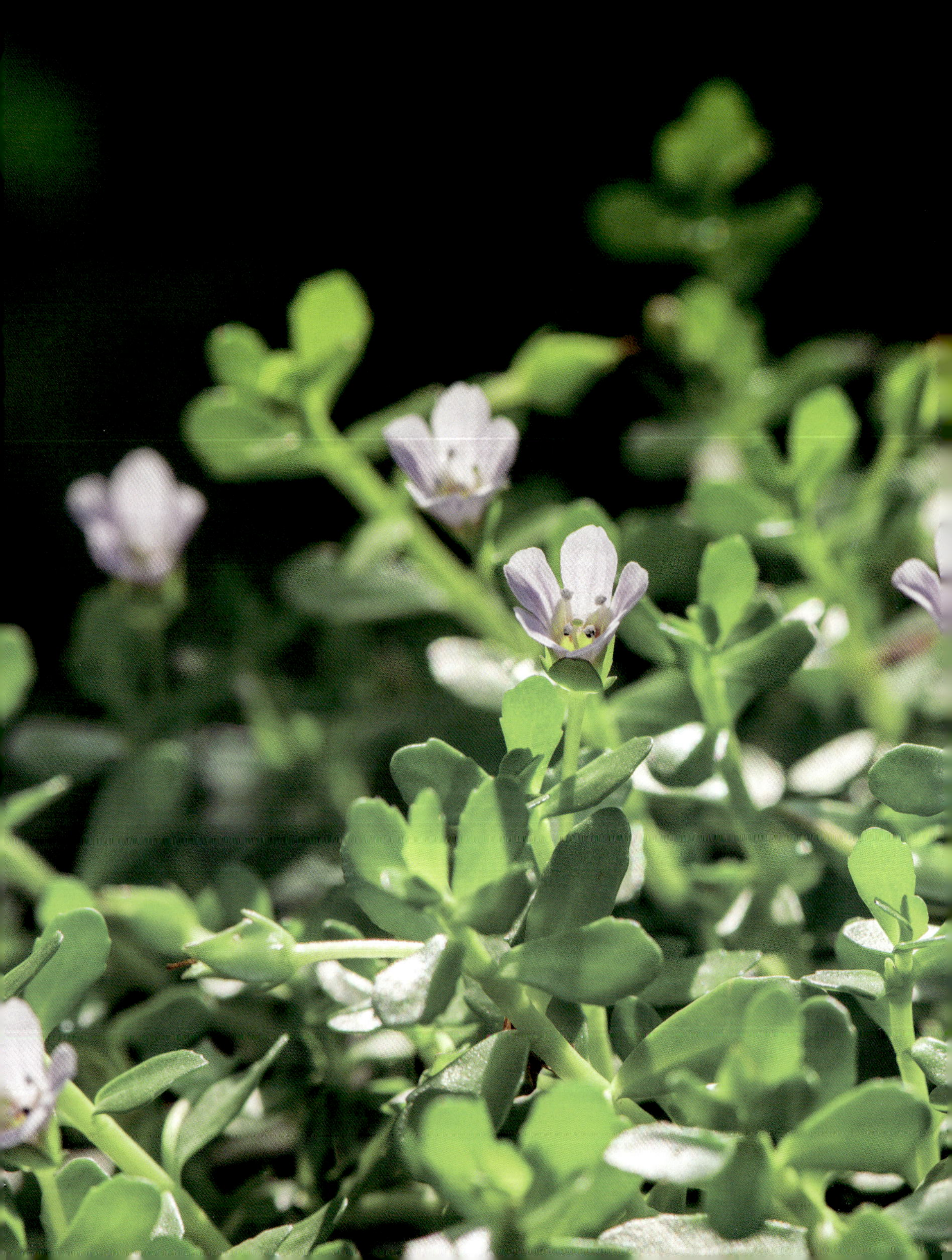

die Gedächtnisleistung verbessern kann. Auch bei Epilepsie ist die Wirkung ausgleichend und harmonisierend. Zudem hat die die Einnahme der Pflanze eine angstlösende und antidepressive Wirkung durch Stärkung des Dopamin- und Serotoninstoffwechsels. Sie ist ein starkes Antioxidans und wirkt auch entzündungshemmend.

ANWENDUNG:

Brahmi-Samen sind im Gartenmarkt erhältlich und lassen sich im Frühjahr selbst ziehen. Die Pflanze gedeiht in der warmen Jahreszeit als Topfpflanze. Die kleinen knackigen Blätter sind eine ideale Zutat zu Salaten, lassen sich aber auch zu Kräuterquark oder Kräuterbutter verarbeiten. Die Tagesdosis liegt bei 5 Blättern.

Beim Kochen zerstört man die Wirkung von Brahmi.

Die Pflanze wird schonend getrocknet und vermahlen, dabei kommt es zu einer leichten Wirkminderung. Man muss Erhitzen vermeiden, deshalb ist Brahmi nicht als Tee geeignet, aber man kann 1 TL Pulver in ein Glas Wasser einrühren, in einen Smoothie geben oder in eine Salatwürzung mischen.

Eine Einnahme von 1000 mg täglich wird empfohlen.

ZU BEACHTEN:

Gemeinsam mit Kaffee eingenommen kommt es zu einer Wirkungsverstärkung. Dann kann innere Unruhe auftreten.

Dang Shen

(Codonopsis pilosula)

Dang Shen ist eine dicht wachsende Ranke, die im nördlichen China, in der Mongolei und in Korea vorkommt und die man wegen ihrer hübschen Blüten auch Glockenwinde nennt. Ihre Wurzel ist erst spät als preiswerter Ginseng-Ersatz in den Arzneimittelschatz der chinesischen Medizin aufgenommen worden, zeigt aber einen weit stärkeren Einfluss im geistig-seelischen Bereich, stärkt die Mitte und das Qi und regt die Aktivität des Nervensystems sowie die Blutbildung an. Sie ist nach und nach zu einer viel genutzten Arznei geworden.

Die Pflanze ist reich an Saponinen, die die Möglichkeiten erhöhen, sich gegen körperliche und seelische Stresseinwirkungen zu wehren. Sie hat eine angstlösende, beruhigende, die Konzentration erhöhende Wirkung. Man verspürt mehr Kraft und Ausdauer. Davon profitieren vor allem Menschen, die lange krank waren oder die durch eine aggressive Therapie geschwächt sind. Selbst in der westlichen Medizin hat sich vielerorts die Praxis durchgesetzt, die Auswirkung einer Chemotherapie oder Bestrahlung mit Dang Shen zu mindern. Hier kommen dann zusätzlich die weiteren positiven Eigenschaften dieses Adaptogens zum Tragen: Förderung der Blutbildung, entzündungshemmende Wirkung, Stärkung des Immunsystems. Außerdem verleiht Dang Shen neue Hoffnung, gibt Zuversicht und Selbstvertrauen, führt einen aus der Erschöpfung und Passivität in neue Aktivität.

Dang Shen enthält Androgene, die das Wachstum der Muskulatur und die Blutbildung fördern. Es gibt Beobachtungen, dass sie bei vielen Menschen die Verdauung verbessert und das Immunsystem stärkt.[64]

Nach neueren Erkenntnissen wird auch die Gedächtnisleistung von Menschen gefördert, die gleichzeitig Ginkgo biloba wegen Vergesslichkeit und Demenz nehmen. Sie bekommen neue Kraft.[65]

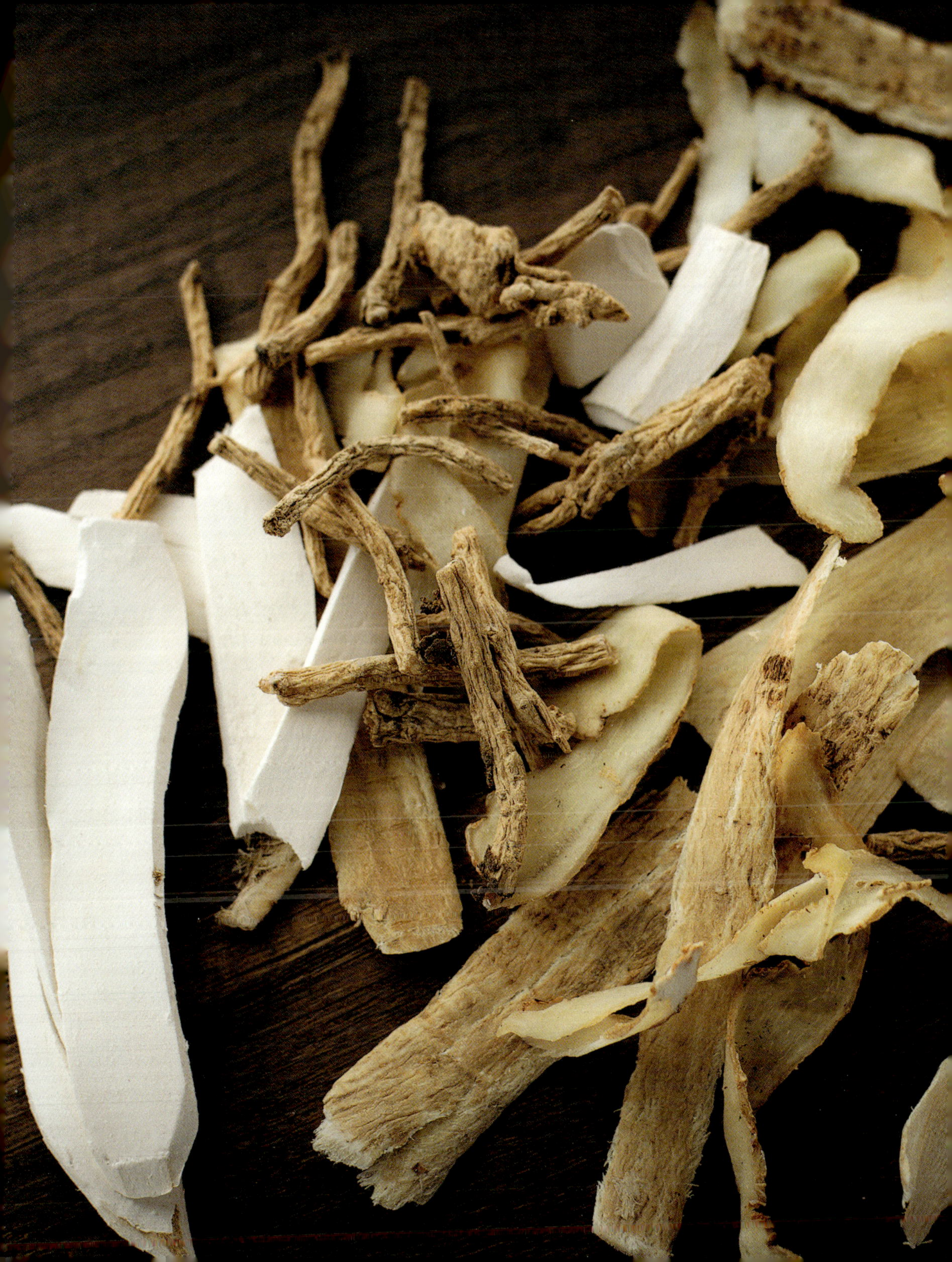

ANWENDUNG:

Man bekommt die Dang-Shen-Samen im Gartenfachmarkt und kann sie im Garten aussäen. Sie wächst in unseren Breiten gut und ist winterhart. Man braucht mehrere Setzlinge, da man medizinisch die Wurzel nutzt.

Tee: 1 TL klein geschnittene Wurzel in 250 ml Wasser geben und über 10 Std. kalt ausziehen lassen. Leicht angewärmt 1 Tasse täglich trinken.

Man kann Glockenwindenwurzel auch geschnitten kaufen und auf diese Weise als Tee zubereiten.

ZU BEACHTEN:

Nicht einnehmen in der Schwangerschaft und bei Leberschwäche. Dang Shen kann die Spiegel von Medikamenten erhöhen, die den gleichen Stoffwechselweg nutzen, beispielsweise Midazolam oder Warfarin.

REZEPT-TIPP:

Dang-Shen Suppe

Für 1 Portion

1 Dang-Shen Wurzel
50 g Rundkornreis
6 chinesische Datteln
6 Lotoskerne
6 Goji Beeren
750 ml Wasser

Dang Shen und Lotoskerne 12 Stunden in kaltem Wasser einweichen.

Reis waschen, heißes Wasser, Datteln, Dang-Shen und Lotoskerne dazugeben, 1 Stunde köcheln lassen.

Kurz vor dem Servieren Goji-Beeren hinzugeben.

Echter Lavendel

(Lavandula angustifolia)

Der Lavendel ist eine Pflanze, die im Mittelmeerraum wild wächst, aber seit Jahrhunderten auch für die Verwendung als Gewürz und für die Herstellung von Duftölen kultiviert wird. Die Blüten und Blätter haben einen würzigen, kampferartigen Geschmack.

Die Pflanze wurde schon beim römischen Militär als Wundheilungsmittel und Stimulans eingesetzt. Paracelsus verwendete sie als Beruhigungsmittel. Lavendel gehörte zu den Heilpflanzen, die von den Benediktinermönchen im frühen Mittelalter nach Mitteleuropa gebracht und angepflanzt wurden. Sie setzten Auszüge aus Lavendelblüten zur Behandlung von Blähungen und zur Anregung des Galleflusses ein, aber auch bei innerer Unruhe, nervöser Erschöpfung, bei Einschlafstörungen und Migräne. Lavendel ist zudem antibakteriell wirksam.

Im Ayurveda wird Lavendel dazu genutzt, Ajna-Chakra (das »Dritte Auge«) anzuregen, einen Energiewirbel auf Höhe der Nasenwurzel, dem die Hypophyse zugeordnet ist. Erklären kann man das durch die, je nach Lavendelart, von hellblau bis violett changierende Farbe und die starke Wirkung im zentralen Nervensystem. Auf diesem Weg kann die hormonelle Balance verbessert werden. Lavendel soll die Intuition stärken und geistige Klarheit hervorrufen, wodurch Ängste keinen Raum mehr finden.

Die Pflanze enthält Cumarine und Phytosterole, die das Hormonsystem unterstützen. Die beruhigende Wirkung kommt vom Linalool, ein ätherisches Öl, das direkt auf das zentrale Nervensystem einwirkt.

Wissenschaftliche Untersuchungen der letzten Jahre bestätigen die Wirksamkeit von Lavendelöl im geistig-seelischen Bereich. Es lindert Ängste etwa so stark wie das Antidepressivum Paroxetin[66] und Valium.[67] Lavendel (gemeinsam mit Melisse) verbessert die kognitiven Fähigkeiten von Menschen mit Alzheimererkrankung[68] und verzögert auch das Fortschreiten der Krankheit.[69]

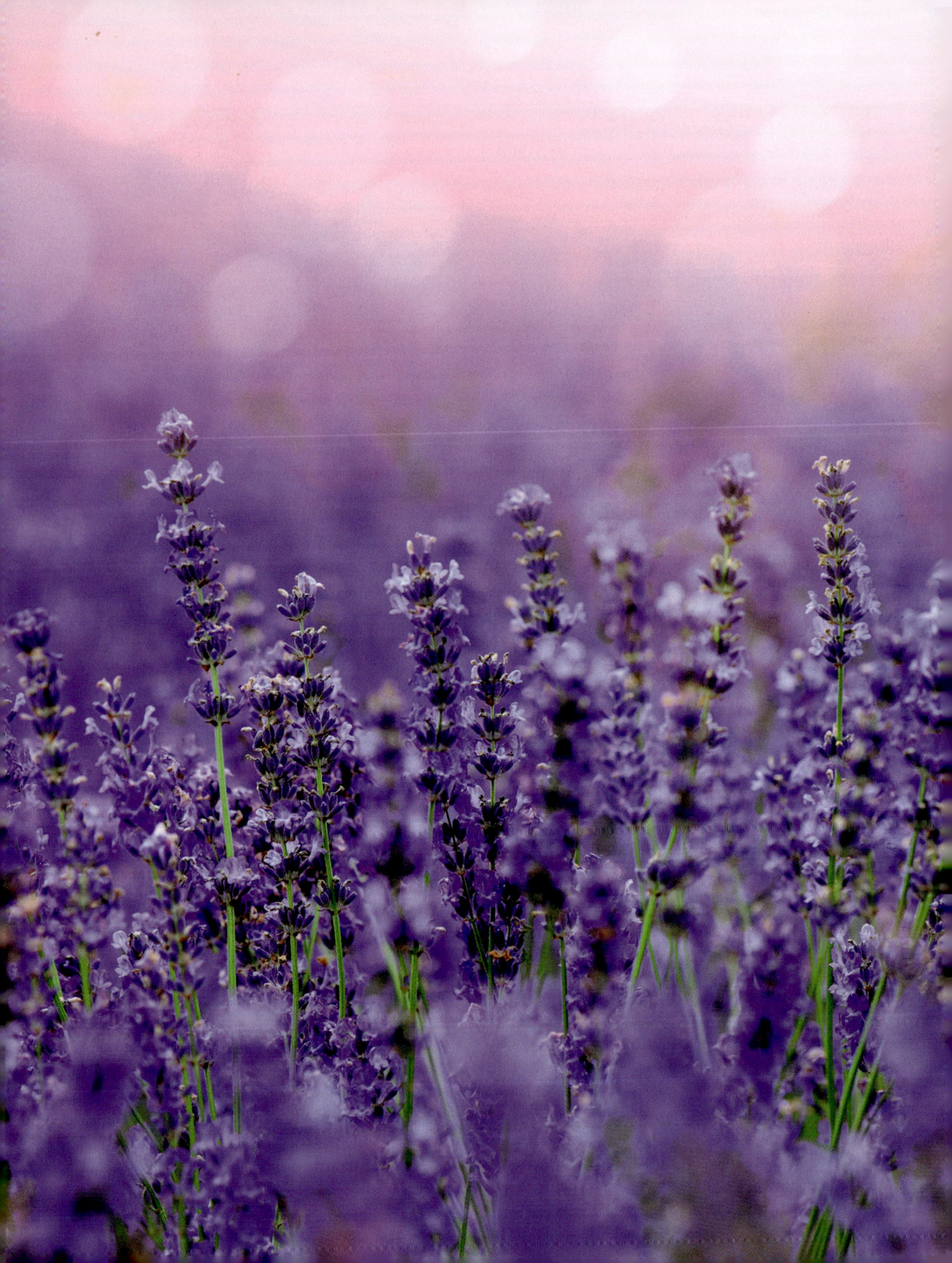

ANWENDUNG:

Man kann Lavendel als Topfpflanze in Gärtnereien oder im Supermarkt kaufen und zu Hause oder im Garten kultivieren. Man verwendet Blätter und Blüten.

Tee: 1 EL Blätter mit Blüten mit 250 ml heißem Wasser aufbrühen und 8 Min. ziehen lassen. Nicht süßen.

Es gibt Kapseln mit dem ätherischen Öl, davon nimmt man 1 Stück täglich. Blüten und Blätter werden als Kraut in Kapseln verarbeitet, da beträgt die übliche Tagesdosis bis zu 600 mg.

Man benetzt die Nasenlöcher mit Lavendelöl und atmet es über die Nasengänge ein, die Reflexzonen von Hypothalamus und Hypophyse darstellen.

REZEPT-TIPP:

Lavendel-Dessert

Für 4 Portionen

- 5 Blatt Gelatine
- ½ Liter Milch
- 1 Handvoll Lavendelblüten
- 3 EL Zucker
- 1 Zitrone
- 3 EL Heidelbeersaft
- ½ Becher Sahne
- 1 Packung Vanillezucker

Gelatine in kaltem Wasser einweichen. Milch erwärmen und mit Gelatine-Wasser vermengen.

Zitronenschale abreiben und zusammen mit dem Lavendel und Zucker dazugeben.

Abgedeckt 1 Stunde durchziehen lassen, danach kühlen.

Johanniskraut

(Hypericum perforatum)

Eine wichtige psychoaktive Arznei unter den heimischen Kräutern ist das Johanniskraut. Es ist eine gelb blühende Pflanze, die in Mitteleuropa seit vielen Jahrhunderten eine breite medizinische Anwendung genießt und deren antidepressive Wirkung in zahlreichen randomisiert-kontrollierten Studien nachgewiesen wurde.[70]

Ärzte, die im Altertum nach der Elementelehre behandelten, erkannten im Johanniskraut die Möglichkeit, das Element Luft, und somit Wärme und Feuchtigkeit, in den Körper zu bringen, der bei schweren Krankheiten, aber auch ganz allgemein durch den Alterungsprozess abkühlt und vertrocknet, also »vererdet«. Johanniskraut wurde somit zur wahrscheinlich wichtigsten Arznei der Heilerinnen des Mittelalters, weshalb man es auch Hexenkraut nennt.

Sein wichtigster Wirkstoff ist der rote Farbstoff, der in den Blättern enthalten ist, das Hypericin. Er erinnert an den Lebenssaft schlechthin, das Blut. Hypericin reinigt den Körper und verleiht ihm Licht, das sich unter anderem in Krebszellen anreichert. Wenn Licht hinzutritt, nimmt Hypericin aus der Luft Sauerstoffradikale auf, die antioxidativ wirken. Man nützt diese Eigenschaft in der Lichttherapie an den Oberflächen des Körpers und erzielt damit Erfolge in der Krebstherapie, aber auch bei der Behandlung von resistenten Keimen, vor allem bei offenen Geschwüren. Auch innerlich eingenommen wirkt Johanniskraut antibakteriell und antiviral. Hypericin wirkt außerdem stimmungsaufhellend, weshalb es als Antidepressivum klassifiziert ist.

Eine weitere wichtige Wirksubstanz im Johanniskraut ist Hyperforin. Es handelt sich hier um einen Wiederaufnahmehemmer mehrerer Neurotransmitter des Gehirns, unter anderem Serotonin, Dopamin, Noradrenalin, GABA und Glutaminsäure.[71] Diese Wirkung findet auch im Gehirn statt, wo die pharmazeutischen Antidepressiva ihre Hauptwirkung entfalten, im synaptischen Spalt zwischen den Zellen.

Arznei eingesetzt, vor allem bei Depression und beim Morbus Parkinson. Juckbohne wirkt geröstet und aufgebrüht ähnlich stimulierend wie Kaffee.

ANWENDUNG:

Eine Einnahme von bis zu 2 g täglich wird empfohlen.

ZU BEACHTEN:

Das Adaptogen wird in Intervallen mit Pausen genommen, um Gewöhnungseffekte zu vermeiden. Also eine Woche lang täglich, danach wird eine Woche pausiert, bis man wieder beginnen kann.

REZEPT-TIPP:

Mucuna Wipe-Out

500 g Kakaonibs
250 g Kakaopulver
150 g Mandelbutter
1 Prise Salz
100 g Birkenzucker
5 EL Kokosöl
1 Teelöffel Mucuna

Alle Zutaten zusammenmischen und für 2 Stunden in den Kühlschrank geben.

Schneiden, servieren.

Kava-Kava

(Piper methysticum, Rauschpfeffer)

Kava-Kava ist ein kleiner Busch, der auf den Pazifischen Inseln wächst. Seit Jahrhunderten wird der Extrakt der Blätter in Getränke gemischt und bei gesellschaftlichen Anlässen, bei religiösen Zeremonien oder zu medizinischen Zwecken genutzt. Er wirkt entspannend auf Geist und Körper.

Diese Pflanze wird in der Südsee bei Angststörungen eingesetzt und entfaltet dabei eine Wirkung, die sich mit der von Valium vergleichen lässt. Kava-Kava enthält Kavalactone, die sich an Nervenzellen binden können, Gefühle ausgleichen und gegen Depressionen helfen. Dabei kommt es aber im Gegensatz zu Valium nicht zur Aufmerksamkeitsstörung, ganz im Gegenteil: In einer Studie konnte gezeigt werden, dass die Menschen zwar angstfrei waren, sich aber sogar besser konzentrieren konnten.[76] Die Einnahme bessert zudem Schlafstörungen.[77]

Auch ein Überblick über Studien zum Thema durch die Cochrane Foundation ergab, dass diese Pflanze effektiv bei der Behandlung von Ängsten ist.[78] Im Rahmen einer klinischen Studie im Jahr 2013 bestätigte sich die beruhigende, angstlösende und stimmungsaufhellende Wirkung des Adaptogens noch einmal.[79]

2002 wurde Kava-Kava weltweit zurückgezogen, weil die Behauptung aufgestellt worden war, es sei leberschädigend. Eine Auswertung aller Studien ergab aber, dass das nicht zutreffend war, weshalb der Handel wieder freigegeben wurde. Dennoch ist Kava-Kava in Deutschland weiterhin rezeptpflichtig. In Österreich ist das Mittel nicht zugelassen, im EU-Ausland und in anderen Staaten der Welt kann es aber ohne Rezept bezogen werden. Dort gibt es auch keine Obergrenze in Bezug auf die Dosierung.

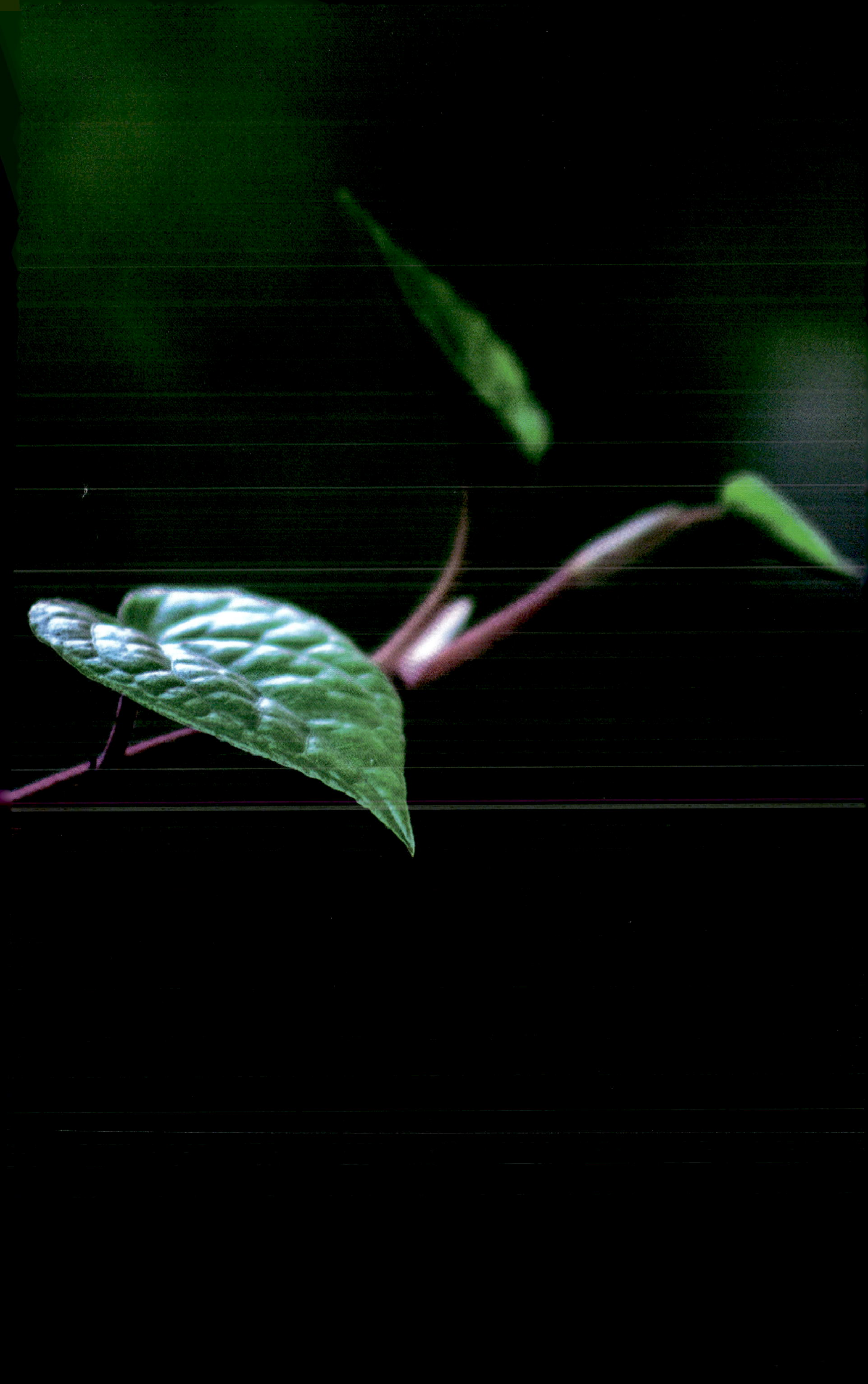

ANWENDUNG:

Es wird empfohlen, eine Tagesdosis von 120 mg nicht zu überschreiten und die Arznei nicht länger als 2 Monate lang einzunehmen.

ZU BEACHTEN:

Bei Kombination mit Valium kann es zu einer Wirkungsverstärkung von Kava-Kava kommen.

REZEPT-TIPP:

Schokoladiger Kava-Milchshake

60 g Kava
60 g Kakao
250 ml Kokosmilch
3 EL Zucker
3 EL Speiseeis

Alles zusammen mixen.

Löwenmähne

(Hericium erinaceus)

Die Löwenmähne ist ein Pilz aus der Gattung der Täublingsarten, der auch unter den Beinamen Affenkopfpilz oder Igelstachelbart bekannt ist. Er ist zwar überall selten, kommt aber auf der ganzen nördlichen Halbkugel und deshalb auch in ganz Europa bis zur Arktis hin vor. Bevorzugt wächst er auf frischem Totholz von Laub- und Obstbäumen. Im Gegensatz zu vielen anderen Hericium-Arten ist er ein ausgezeichneter Speisepilz, der einen zitronig-kokosartigen Geschmack hat. Er enthält fast ein Drittel Eiweiß und weist hohe Mengen von B-Vitaminen auf, die vom Nervensystem gebraucht werden. Außerdem ist er ungewöhnlich reich an essenziellen Aminosäuren, darunter auch jenen, die für die Bildung von Neurotransmittern wie Dopamin und Serotonin verantwortlich sind.

In China wird Hericium seit Jahrhunderten bei Atemkrankheiten, Verdauungsstörungen, hohem Cholesterin, bei Krebs und Immunstörungen medizinisch eingesetzt. Deshalb wird er auch in Kulturen angebaut und weit vertrieben. Die stärkste Wirkung erzeugt er im Nervensystem, wie in einigen Studien nachgewiesen werden konnte. Er verbessert bei älteren Menschen die geistige Leistungsfähigkeit.[80] Dazu wirkt er angstlösend und antidepressiv.[81] Für diese Wirkung verantwortlich zeichnen anscheinend die Stoffe Hericenon und Erinacin. Sie kurbeln die Bildung und Ausschüttung des Nervenwachstumsfaktors Beta-NGF an, weshalb Hericium sich auch gut als Heilmittel bei Nervenschädigungen, nach Schlaganfall und bei neurodegenerativen Krankheiten wie Parkinson, Multipler Sklerose und Alzheimer eignet.

Der Pilz hat außerdem eine starke antibakterielle, antimykotische sowie antientzündliche Wirksamkeit.

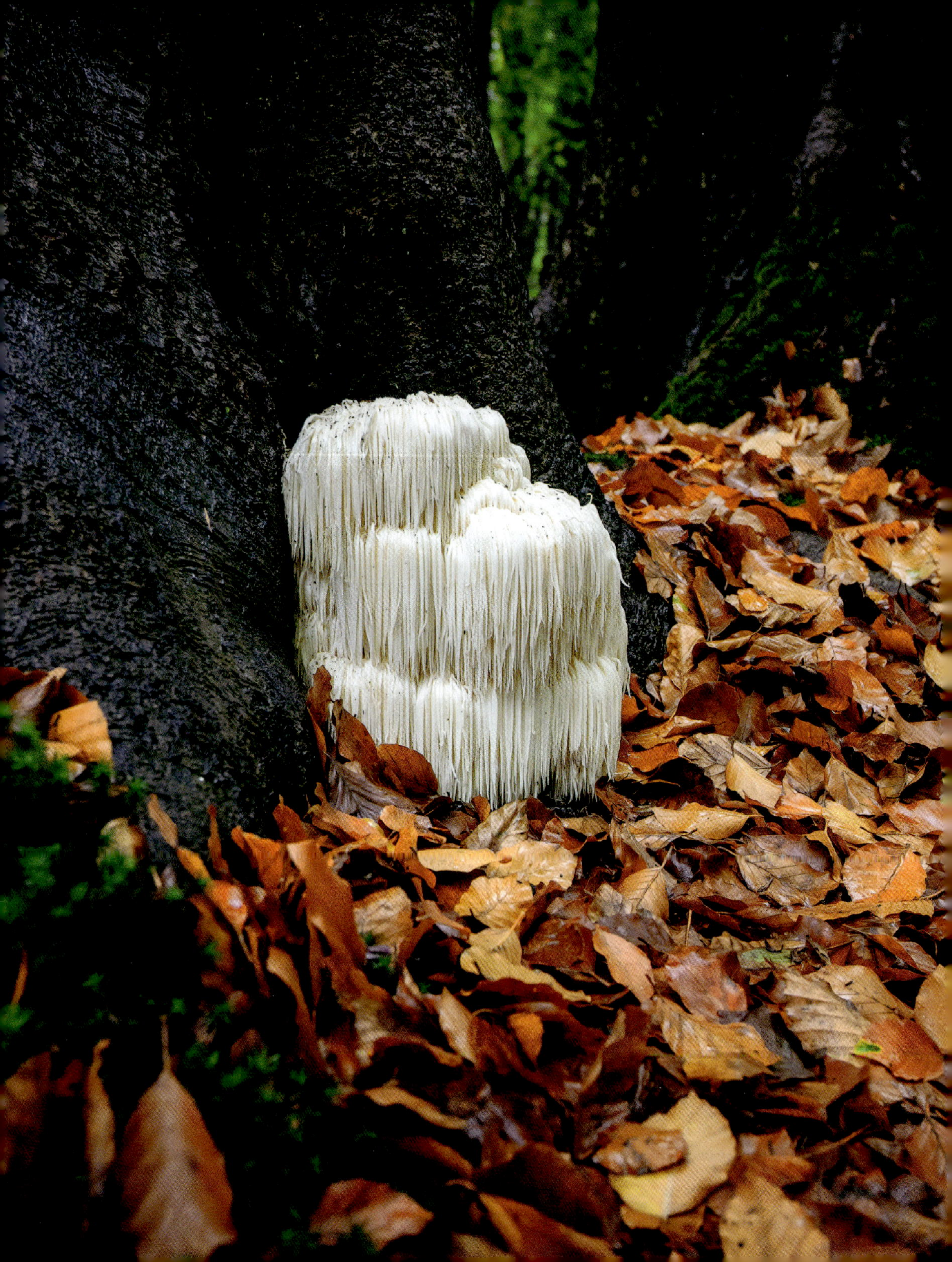

ANWENDUNG:

Sie eignen sich als Beigabe zu einem warmen Gericht. Eine Einnahme von etwa 10 g täglich wird empfohlen.

1 TL täglich in Smoothies mischen oder in Pflanzenmilch einrühren.

Man nimmt maximal 3 g täglich ein.

REZEPT-TIPP:

Schnitzel aus Löwenmähne

Dieser Pilz ist ein guter vegetarischer Ersatz für ein Schnitzel, da er im Geschmack an Kalb- oder Geflügelfleisch erinnert.

Für die Zubereitung schneidet man ihn (ungewaschen, da er sich sonst mit Wasser vollsaugt) in Scheiben, paniert ihn und backt die Stücke in Butter oder Pflanzenöl aus.

Rosenwurz

(Rhodiola rosea)

Die Rosenwurz gehört zur Gattung der Dickblattgewächse und gedeiht in den kalten arktischen Regionen sowie in den Gebirgsregionen Eurasiens und Nordamerikas. Wenn man ihre Wurzel anschneidet, verströmt sie einen Rosenduft – daher wohl ihr sprechender Name.

Das Gewächs ist ausgesprochen robust, weswegen es auch an einem sonnigen Standort auf dem Balkon oder im Gartenbeet als Bodendecker gedeiht.

Bereits die Wikinger verwendeten Rosenwurz, um auf dem Meer länger wach bleiben zu können. Die Römer lernten die Pflanze im 1. Jahrhundert nach Christus kennen. Ihre Soldaten erlebten, dass sie darunter besser gestimmt waren, mehr Energie hatten und unter Einnahme der Rosenwurz weiter und länger marschieren konnten und dabei auch weniger Schlaf brauchten.

Die Hauptwirkung der Rosenwurz besteht in ihrer Eigenschaft, das Gehirn zu stimulieren, ohne anzutreiben oder in Erschöpfung zu münden, sie hat darüber hinaus aber auch noch viele weitere positive Eigenschaften. Das Adaptogen verbessert die Hirnleistung und auch die Stimmung. Es hilft bei chronischer Müdigkeit und Erschöpfung.[82] Rosenwurz gibt Kraft, erhöht die Aufmerksamkeit und Lernfähigkeit, schützt das Nervensystem, die Leber sowie das Herz, hilft bei oxidativem Stress und radioaktiver Strahlung. Zudem wirkt Rosenwurz antientzündlich und antiallergisch, immunstärkend, antidepressiv und angstlösend. Rosenwurz wird oft in Kombination mit der Passionsblume eingesetzt, einer anderen adaptogenen Pflanze, die ebenfalls die Stressresistenz verbessert und bei hoher Verträglichkeit eine ganze Reihe von nervösen Beschwerden wie Ängste, Unruhe, Konzentrationsstörungen und Erschöpfung lindern kann. Unter allen Pflanzen, die auf diese Weise die Stressresilienz steigern, konnte die Wirkung der Rosenwurz am Besten belegt werden.

ANWENDUNG:

Rosmarin kann im Gartenmarkt als Topfpflanze gekauft werden und gedeiht sowohl zu Hause auf dem Fensterbrett als auch im Garten.

Tee: Einen frischen Zweig Rosmarin mit 250 ml Wasser aufbrühen und 10 Min. ziehen lassen. Harmoniert geschmacklich gut mit Zitronen- und Orangenschalen.

Getrockneter Tee ist teilweise in Beuteln oder lose erhältlich. Man nimmt 1 TL pro Tasse.

Als Gewürz kann man täglich etwa 5 g Rosmarin zu sich nehmen. Er passt geschmacklich besonders gut zu Fleisch- und Kartoffelgerichten.

Eine Einnahme von bis zu 1000 mg täglich wird empfohlen.

Als ätherisches Öl wird für die innerliche Anwendung eine Obergrenze von 20 Tropfen gesehen.

REZEPT-TIPP:

Rosmarin-Zitronen-Salz

500 g Salz
1 Zitrone
6 Zweige Rosmarin

Rosmarin waschen und grob hacken, gemeinsam mit dem Salz in eine Schüssel geben.

Zitrone heiß abwaschen, abreiben, halbieren und Saft auspressen.

Rosmarin, Zitronensaft und Salz vermengen, auf ein mit Backpapier belegtes Blech geben und bei 80 Grad Umluft 30 Min. im Backofen trocknen.

Anti-Ager

Diese Adaptogene verzögern den Alterungsprozess, da sie in erhöhtem Maß antioxidative Substanzen und Vitalstoffe enthalten, die die Reparaturmechanismen des Körpers unterstützen. Sie haben eine große Bedeutung bei Menschen mit degenerativen und/oder entzündlichen Krankheiten durch Überforderung des Stoffwechsels.

Amla

(Phyllanthus emblica)

Amla ist ein Wolfsmilchgewächs. Sie reift in den flachen Gebirgsgegenden auf dem indischen Subkontinent und wird dort auch als »göttliches Geschenk an die Menschheit« bezeichnet, deren Frucht Schönheit und ein langes Leben schenken soll. Der Amla-Baum soll entstanden sein, als Lakshmi, die Göttin der Schönheit und der Liebe, und Parvati, die Verkörperung der göttlichen Energie, gemeinsam weinten.

Durch ihren herben, sauren, süßen, metallischen, würzigen Geschmack deutet die Pflanze schon ihre Eignung als Adaptogen an: Sie ist eine Arznei, die alle Elemente der Natur in sich vereint. Im Ayurveda wird sie häufig als Arznei verwendet und ist auch wissenschaftlich in zahlreichen Studien erforscht worden. Amla ist ein kraftvolles Antioxidans. Das Adaptogen schützt die Zellen vor freien Radikalen, wodurch sie länger leben,[89] und entfaltet eine breite antibakterielle Wirksamkeit.[90] Die Mitochondrien, die Kraftwerke der Zellen, werden dadurch zur Energieproduktion angeregt, und Arteriosklerose, Herz-Kreislauf-Erkrankungen oder Krebs können so hinausgezögert oder verhindert werden. Diese Wirkung als Jugendelixier geht vor allem auf den hohen Gehalt an Vitamin C und anderen Antioxidantien wie Tannine und Flavonoide zurück, die in Amla enthalten sind.[91]

Wie sich Amla und seine Antioxidantien auf die Gesundheit auswirken können, hat man an langjährigen starken Rauchern überprüft. Bei der Anwendung konnten zahlreiche Beschwerden deutlich gelindert werden. Mit der messbaren Verbesserung der Antioxidantienversorgung, der Sauerstoffaufnahme und der Atemreserve zeigten sich auch signifikante Verbesserungen subjektiver Kriterien wie ein Rückgang von depressiver Verstimmung, Schwäche, Schlafstörungen, Müdigkeit, Erschöpfbarkeit und Reizbarkeit.[92]

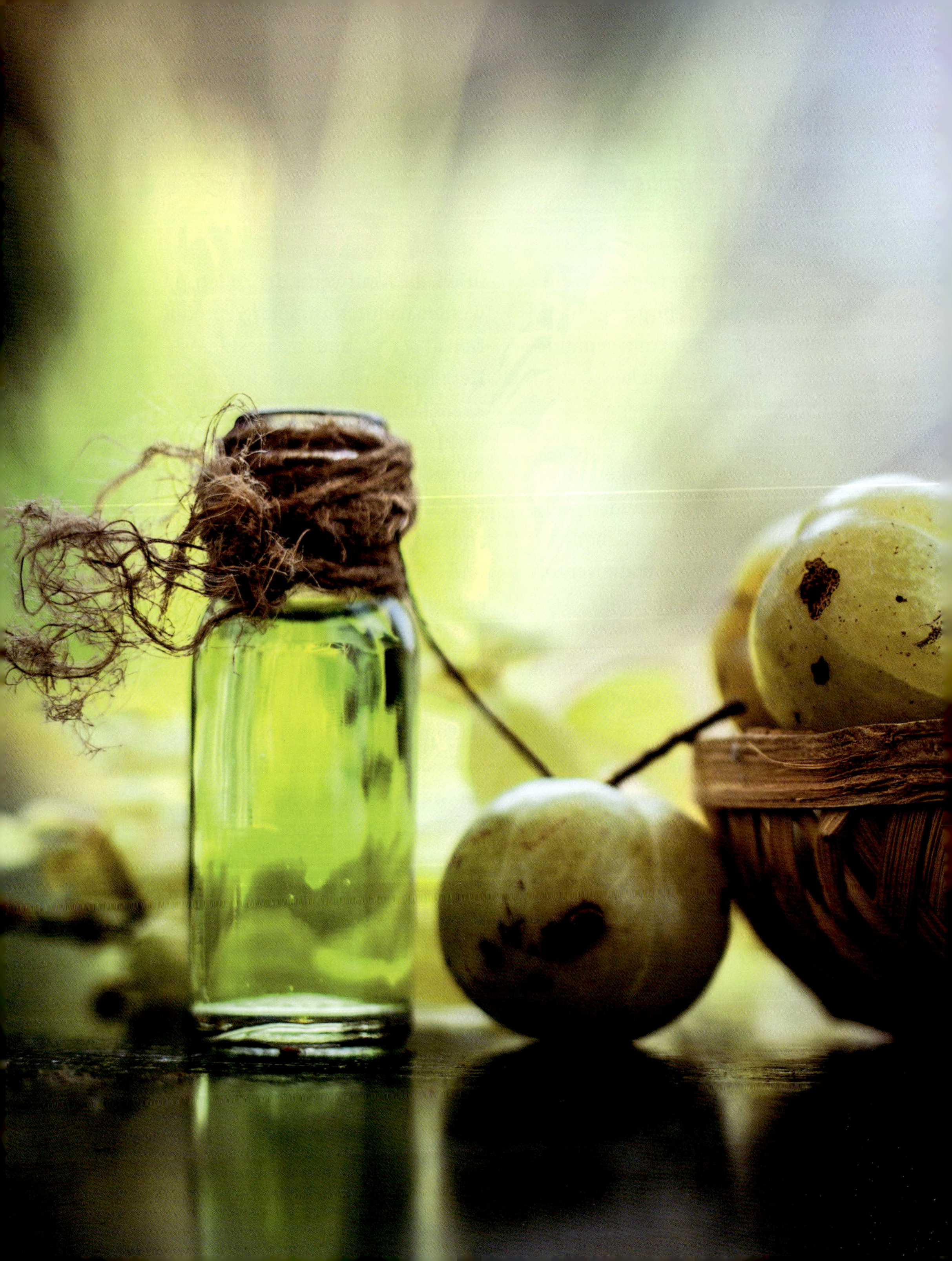

ANWENDUNG:

Die Amla-Frucht kann in deutschen Supermärkten noch nicht gekauft werden, aber das Pulver ist in vielen Asia-Läden erhältlich. Man nimmt bis zu 2 TL täglich ein. Es ist eine gute Zutat zu Smoothies.

Eine Einnahme von bis zu 500 mg täglich wird empfohlen.

Es gibt auch ein Amla-Fruchtmus nach ayurvedischem Rezept, von dem man 2 TL täglich konsumiert: Chyavanprash (z. B. von Classic Ayurveda) – es beinhaltet noch Butter, Honig, Bambus und weitere nicht näher bezeichnete Gewürze.

Amla-Öl wird in Asien oft genutzt, um es in die Kopfhaut einzumassieren und die Haare dadurch dichter, vitaler und glänzender zu machen. Die antioxidative Wirkung soll so groß sein, dass das Grauwerden der Haare verzögert wird. Oft steigt dabei auch die Melaninproduktion, und die natürliche Farbe tritt wieder stärker hervor.

Baobab

(Adansonia digitata, Frucht des Affenbrotbaums)

In den heißen und trockenen Gebieten Afrikas gedeiht noch als einige der wenigen Pflanzen der Affenbrotbaum und wirft reichlich nahrhafte Früchte ab. Er zieht seine Kraft aus dem Überleben unter widrigen Umständen. Entsprechend sind seine Früchte auch so lebensspendend, dass man ihm den Ehrentitel »Lebensbaum« verliehen hat. Er setzt sich nicht nur unter harschen Lebensbedingungen durch, er kann zudem steinalt werden: Die ältesten Exemplare sind mehrere Jahrtausende alt. Der Baum bildet in vielen ursprünglichen Dorfgemeinschaften Afrikas das natürliche Zentrum der Behausungen und gilt als Beschützer und Lebensspender. Seine Früchte sollen länger jung halten und Vitalität verleihen.

Die Frucht, Baobab genannt, trocknet schon während der Bildung auf dem Stamm aus, verhärtet sich kokosnussartig und wird deshalb nach dem Ernten gemahlen und als Pulver in das Essen gemischt. Sie ist die vitalstoffreichste Frucht, die wir kennen. Enthalten sind hohe Mengen an Vitamin C, Kalzium, Eisen, Antioxidantien und Polyphenolen. In Europa ist Baobab besonders unter Veganern wegen ihres hohen Eisengehalts ein Superfood geworden.

Der Alterungsprozess bewirkt bei allen von uns, dass im Laufe der Zeit nach und nach Körperfunktionen zurückgehen und viele Stoffwechselprozesse nicht mehr funktionieren. In dieser Situation können verschiedene Mikroorganismen im Darm eine wichtige Stütze bilden. Sie können Vitalstoffe liefern, die in höherem Maß gebraucht werden, und sie können mit ihren Fähigkeiten bei der Verdauung helfen. Die Frucht des Affenbrotbaums ist ein ausgezeichnetes Präbiotikum und ernährt nützliche Bakterien im Darm, die unser Immunsystem schulen und das Hormonsystem unterstützen. Menschen, die regelmäßig Baobab zu sich nehmen, haben ein um bis zu 40 Prozent reichhaltigeres

ANWENDUNG:

In Pflanzenfachmärkten kann man Gotu Kola als Frischpflanze im Topf kaufen. Je größer die Blätter, desto stärker ist die medizinische Wirkung.

Gotu Kola eignet sich als etwas bittere Salatbeigabe. Man nimmt bis zu 10 Blätter täglich ein.

1 TL des Pulvers in Getränke mixen.

Die empfohlene Tagesdosis beträgt ungefähr 1500 mg.

REZEPT-TIPP:

Gesichtsmaske

1 TL Gotu-Kola-Pulver
2 TL Mandelöl
25 g Kakaobutter
5 Tropfen Lavendelöl

Pulver mit Mandelöl verrühren.

Kakaobutter bei geringer Temperatur schmelzen lassen, Lavendelöl hinzutropfen und abkühlen lassen.

Maske mit kreisenden Bewegungen einmassieren und 15 Min. einwirken lassen.

Guduchi

(Tinospora Cordifolia)

Guduchi ist ein Schlingengewächs, das vornehmlich in den tropischen Gebieten Indiens vorkommt. Sie wird auch Amrita, die Unsterbliche, genannt, weil die Pflanze aus einem abgebrochenen Stück Ast rasch wieder neue Wurzeln austreibt. Sie wirft manchmal alle Blätter ab, und es scheint, als wolle sie verdorren. Kurz darauf sprießt plötzlich überall frisches Grün nach, und binnen weniger Tage ist der Strauch wieder wie neu. Diese verblüffende Lebenskraft gibt die Guduchi-Pflanze an Menschen weiter, die ihre Blätter als Arznei einnehmen.

Guduchi soll dem Geist, der Seele und dem Körper neue Kraft geben. Sie verleiht Hoffnung und Optimismus und verjüngt.

Im Ayurveda ist Guduchi seit Langem zur Entgiftung in Verwendung, wodurch sie gleichzeitig eine verjüngende Wirkung zeigt und das Immunsystem stärkt. Die Pflanze beugt viralen Infekten vor und wirkt auch keimtötend auf Bakterien und andere Mikroben. Sie ist zudem entzündungshemmend.[98]

Als Adaptogen wirkt Guduchi blutreinigend, entgiftend und verbessert die Leberfunktion.[99] Guduchi findet bei Diabetikern Anwendung, denn sie kann den Blutzucker und die Fettwerte senken.[100] Sie stärkt die Leistungsfähigkeit und Konzentration unter Stress und verbessert viele neurologische Erkrankungen.[101] Das gilt besonders bei degenerativen Veränderungen des Nervensystems im Rahmen des Alterungsprozesses.[102]

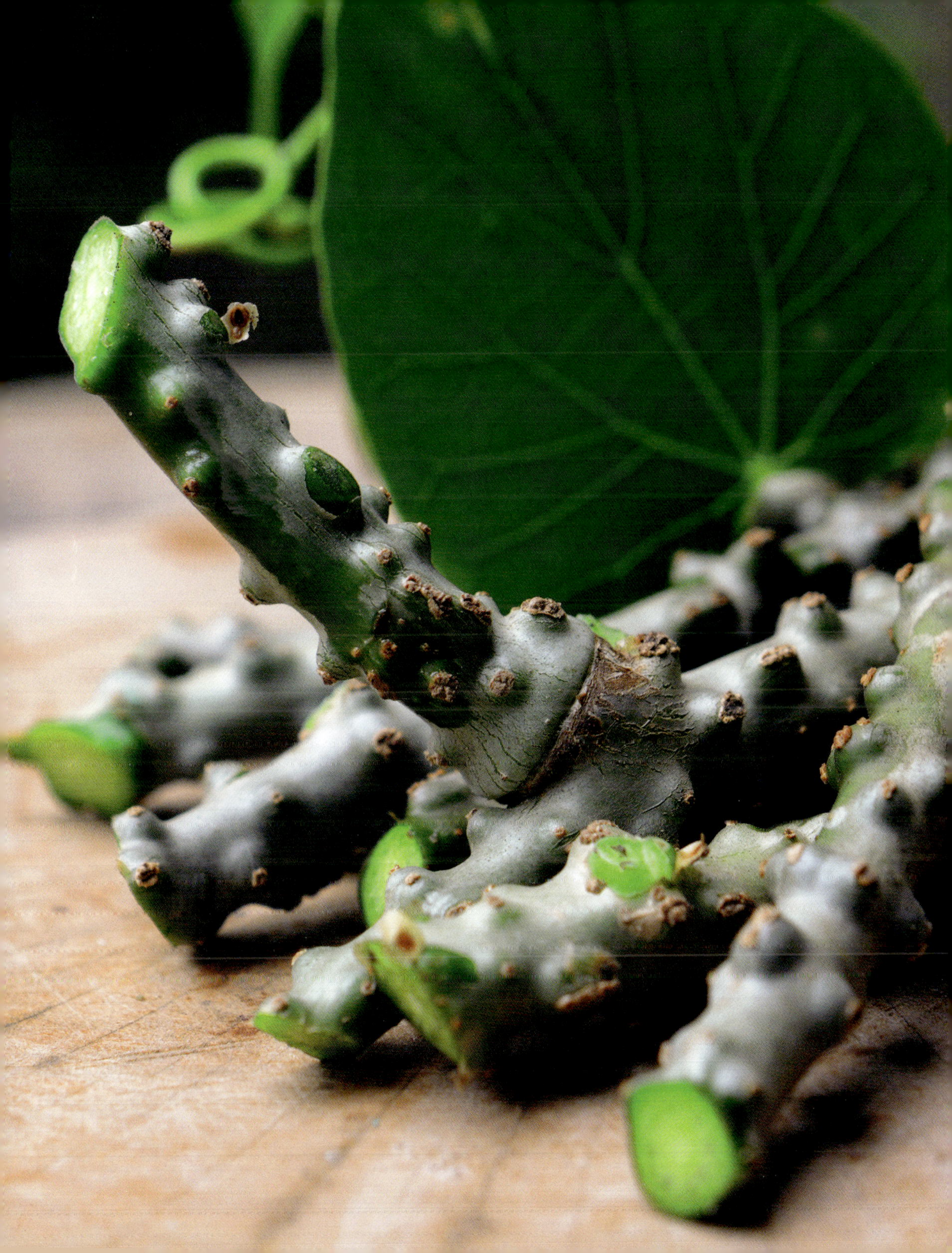

ANWENDUNG:

Nicht nur in Indien, auch im Himalaja-Gebiet verwenden Menschen vor allem Guduchi-Pulver, um sich damit einen Tee zu bereiten. Dieser hat einen bitteren, herben Geschmack, wärmt aber den Körper und verbessert die Verdauung.

Tee: 1 TL Pulver mit 250 ml heißem Wasser aufbrühen. Eventuell mit Zitrone, Zimt und Honig würzen.

Guduchi-Pulver eignet sich auch als Zugabe zu Smoothies oder eingerührt in warme Pflanzenmilch.

Eine Einnahme von maximal 3 g täglich wird empfohlen.

ZU BEACHTEN:

Nicht einnehmen in der Schwangerschaft und Stillzeit.

He Shou Wu

(Polygonum multiflorum, Fallopia multiflora, Fo-Ti)

Der vielblütige Knöterich ist eine Kletterpflanze, die bis zu fünf Meter hoch klimmen kann und in einigen Provinzen Chinas weit verbreitet ist. Der Wurzelstock wird seit Jahrhunderten in der traditionellen chinesischen Medizin genutzt bei Schlafstörungen, Vergesslichkeit, Schwindel oder Schwäche in den Armen und Beinen – also vor allem bei Formen der Nervenschwäche.

Einer chinesischen Legende nach nahm ein Mann von 60 Jahren, der sehr krank war, einst He Shou Wu als Arznei ein und blühte wieder auf. Er wurde nicht nur gesund, sondern gründete noch einmal eine Familie und zeugte vier Kinder. Er behielt sein schwarzes Haar angeblich bis ins Alter von 130 Jahren. Das gab der Pflanze ihren Namen, übersetzt heißt sie: »Mann mit den schwarzen Haaren«.

He Shou Wu wird medizinisch vor allem bei Altersveränderungen eingesetzt und soll neuroprotektiv sein. Tatsächlich bestätigen viele Menschen, dass sie einen Rückgang der Bildung von grauen Haaren beobachtet haben. He Shou Wu erhöht die Leistungsfähigkeit von Leber, Nieren und Blut. Die Pflanze ist sehr reich an Lecithin, Antioxidantien und Nährstoffen für Leber und Nieren und hilft dadurch bei Verstopfung, verbessert Erschöpfungszustände und lindert Rückenschmerzen oder Darmentzündungen.

Wissenschaftliche Untersuchungen bescheinigen der Pflanze antibakterielle und antientzündliche Wirksamkeit. Sie hat sich als ein starkes Antioxidans erwiesen, das in vielen Fällen von Diabetes, eine Erhöhung der Insulinproduktion und der Glucoseverstoffwechselung erreicht hat. Sie soll Krebs und neurodegenerativen Krankheiten vorbeugen.[103]

Darüber hinaus sollte man nicht übersehen, dass He Shou Wu auch eine östrogene Wirksamkeit hat. Besonders in den Wechseljahren der Frau, wo häufig die Spannkraft in den Haaren nachlässt und auch die Tendenz des

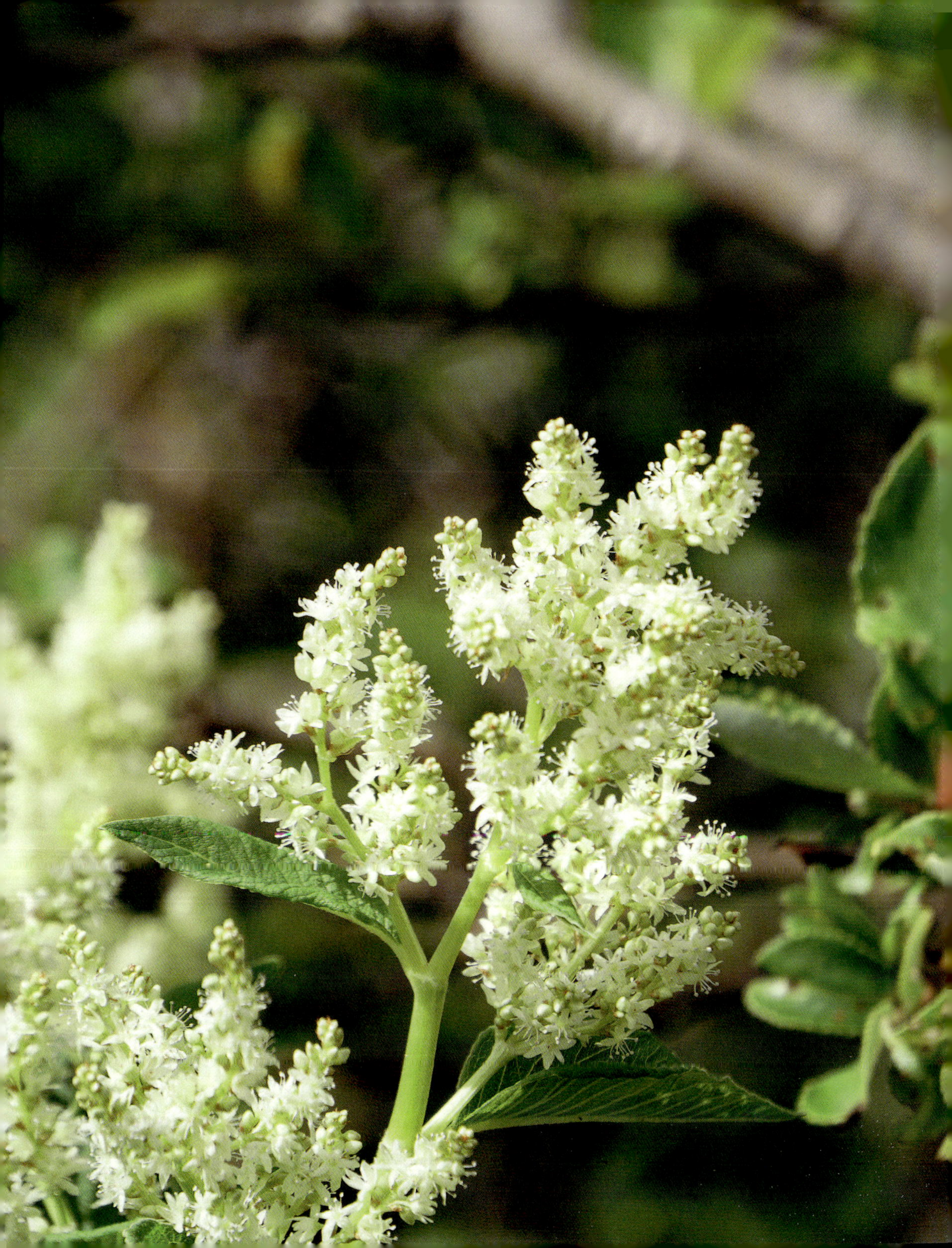

Ergrauens zunimmt, kann man mit dieser Pflanze wieder eine Vitalisierung und einen Rückgang von Wechseljahresbeschwerden erreichen.[104]

ANWENDUNG:

2 TL in 1 l heißes Wasser geben und 20 Min. ziehen lassen.

Eine Einnahme von ungefähr 1 g täglich wird empfohlen.

ZU BEACHTEN:

Nicht einnehmen in der Schwangerschaft und Stillzeit. Nicht verwenden, wenn Sie als Frau einen hormonrezeptorpositiven Tumor hatten oder eine familiäre Belastung dafür bekannt ist. Eine zu hohe Menge kann wegen des Antrachinongehalts die Leber belasten.

REZEPT-TIPP:

He-Shou-Wu-Frühstück

20 g getrocknete Mangos
100 ml Wasser
50 g Cashewmus
1 Banane
200 g Heidelbeeren
2 TL Maca
2 TL Braunhirse
1 TL He Shou Wu
2 TL Mesquite-Pulver

Mangos über Nacht in Wasser einweichen.

Mangowasser morgens mit Cashewmus cremig mixen.

Dann mit allen übrigen Zutaten pürieren.

Kühlen, servieren.

Holunderbeeren

(Sambucus nigra)

Der Holunder ist ein Moschuskrautgewächs, ein Baum, der bis zu neun Meter hoch werden kann und büschelförmige cremefarbene Blüten hat. Seine Früchte sind schwarz. Er wächst wild in Wäldern und ist in Europa weit verbreitet. Die Pflanze wurde schon in prähistorischer Zeit viel genutzt: Aus den Blüten wurde Sirup gewonnen, die Beeren wurden gegessen und ihr Farbstoff zum Färben genutzt.

Der Baum war sowohl bei den Ureinwohnern Amerikas als auch im alten Ägypten viel im Einsatz und hat einen festen Platz in europäischen Volksmythen. Aus Holunder werden Zauberstäbe verfertigt. Man sagt, dass damit Hexen und böse Geister abgewehrt werden können. Wer seine Augen in Holunderwasser badet, soll Feen sehen können. Diese Geschichten beziehen sich auch darauf, dass die rohen Beeren Blausäure beinhalten, die erst beim Kochen zerstört wird. Die Beeren müssen deshalb gekocht werden, wohingegen die Blüten roh verzehrt oder gekocht werden können.

Der Holunder gehört zu den weltweit am häufigsten in den medizinischen Traditionen angewandten Heilmitteln überhaupt, und man sagt ihm in allen Kulturen nach, das Leben verlängern zu können. Hippokrates nannte ihn wegen seiner breiten Anwendbarkeit seine »Medizintasche«. Holunder hilft gegen Fieber und Verbrennungen, wurde zur Wundheilung eingesetzt und vieles andere mehr. Die Palette reichte von Zahnschmerzen bis zur Behandlung der Pest.

Die Forschung der letzten Jahrzehnte hat die starke antivirale Wirksamkeit[105] der Pflanze herausgestellt, vor allem bei Infekten der oberen Atemwege[106] und bei Grippe A und B.[107]

Die Früchte sind reich an Anthocyanen, die immunstärkend sind und antioxidativ wirken. Außerdem enthalten sie Vitamin C, Phenole und Flavonoide. Sie unterstützen das Immunsystem, erhöhen die Anzahl weißer Blutkörperchen, wirken antibakteriell, schützen gegen Sonnenstrahlen und sind Stimmungsaufheller.

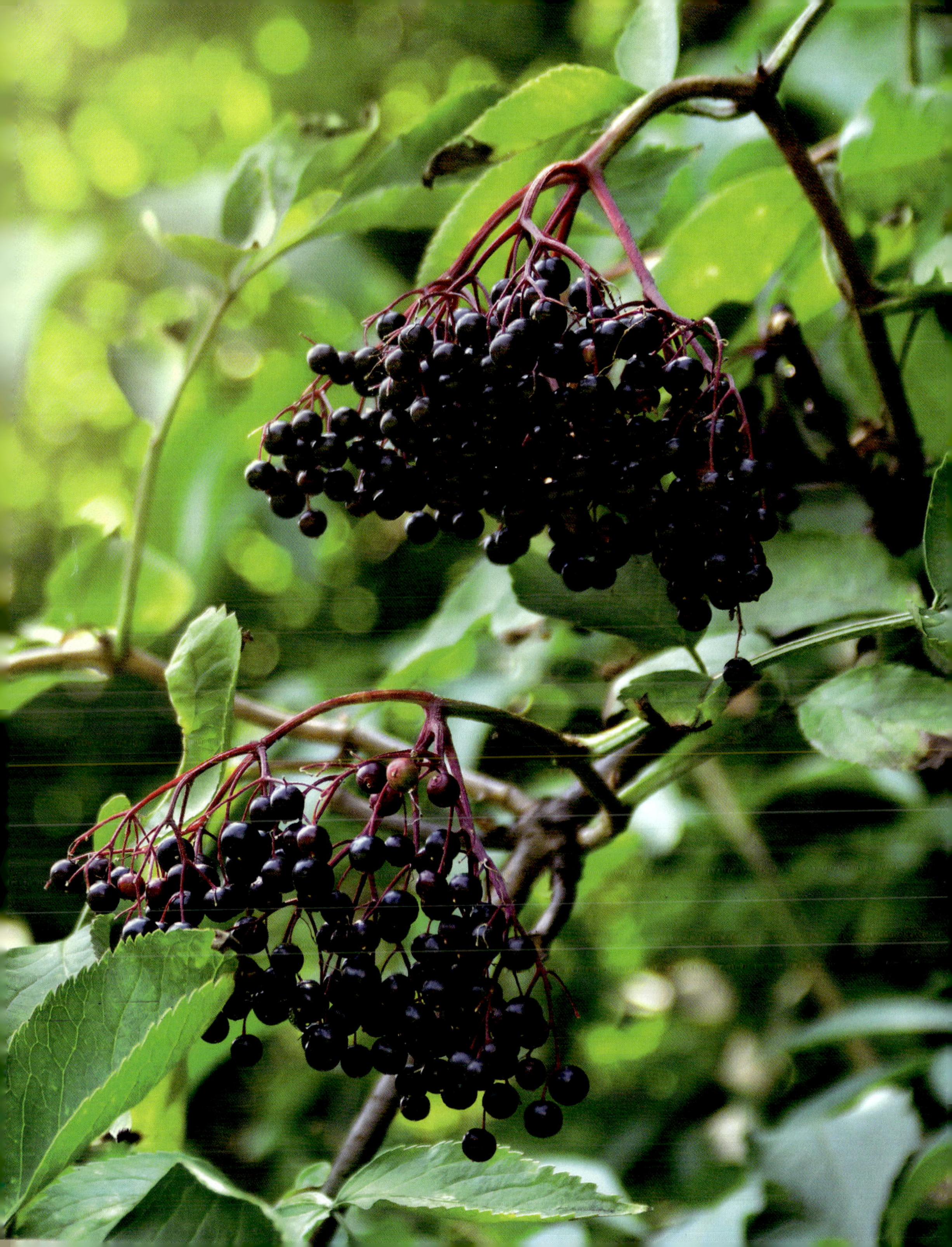

ANWENDUNG:

1 TL täglich in die Nahrung oder Getränke einrühren.

Eine Einnahme zwischen 1 und 3 Kapseln wird empfohlen.

Zur Herstellung von Saft werden die Beeren gekocht. Man verdünnt den Saft 1:3 mit kochend heißem Wasser, lässt ihn etwas abkühlen und trinkt bis zu 3 Gläser täglich.

Für einen Holunderbeerentee übergießt man 1 EL frische oder getrocknete Holunderbeeren mit 250 ml kochendem Wasser und lässt die Mischung zehn Minuten ziehen.

REZEPT-TIPP:

Holdunderbeerensaft selbst gemacht

Holunderbeeren in einen Topf geben, mit Wasser knapp bedecken. Erhitzen, bis das Wasser kocht, und etwa 10 Min. köcheln lassen, bis die Beeren zerplatzen.

Beeren-Wasser-Mischung durch ein Sieb gießen und den Saft auffangen.

Pro 1 Liter Saft 200 g Birkenzucker hinzugeben und erwärmen. 3 Min. köcheln lassen.

Heiß in ausgekochte Flaschen gießen und luftdicht verschließen. So hält der Saft ein halbes Jahr lang.

ZU BEACHTEN:

Die rohen Beeren sind giftig und sollten nicht gegessen werden.

Jiaogulan

(Gynostemma pentaphyllum)

Auf der Suche nach einer Arznei, die den Alterungsprozess verzögern kann, ist man in den letzten Jahren vermehrt auf Jiaogulan gestoßen. Es handelt sich dabei um eine Kletterpflanze, die eine Höhe von bis zu acht Metern erreichen kann und botanisch der Kürbisfamilie zugeordnet wird. Sie wächst in den südlichen Gebieten Asiens und wird dort auch als »Unsterblichkeitskraut« bezeichnet, weil sie vor allem Anwendung findet, wo der Alterungsprozess einen Rückgang der Vitalität hervorbringt und sich Krankheiten einnisten, die damit in Verbindung stehen. Im Westen gehört die Pflanze zu den neu entdeckten Adaptogenen mit breiter Wirksamkeit. Sie wird auch als natürliches Antioxidans immer mehr eingesetzt, um Zellen und Gewebe zu schützen, das Immunsystem zu stärken, Stress abzubauen und Energie zu spenden.

Jiaogulan ist reich an antioxidativ wirkenden Saponinen. Die Pflanze hilft dabei, Hormonsystem, Nervensystem und Immunsystem gleichmäßig zu stabilisieren.[108] Das scheint das Geheimnis ihrer sanften und breiten Wirksamkeit zu sein. Sie enthält Gypenosid, einen antientzündlichen und antioxidativ wirksamen Stoff, der die Überlebensdauer von Herzmuskelzellen erhöht.[109] Daraus entsteht die Vorstellung, dass das Herz auch länger schlägt und man dadurch eine Verlängerung des Lebens erreicht.

Das Adaptogen hat eine positive Wirkung auf den Stoffwechsel. Man konnte nachweisen, dass sich bei seiner Einnahme die Insulinresistenz bei Diabetikern verbessert.[110] In einer breiten Übersichtsarbeit wird die Wirkung von Jiaogulan bei der Krebsbekämpfung dokumentiert, die in zahlreichen kleineren Studien geprüft wurde.[111] Auch hier scheint eine vorbeugende Wirkung vorzuliegen, was sich auch lebensverlängernd auswirken könnte.

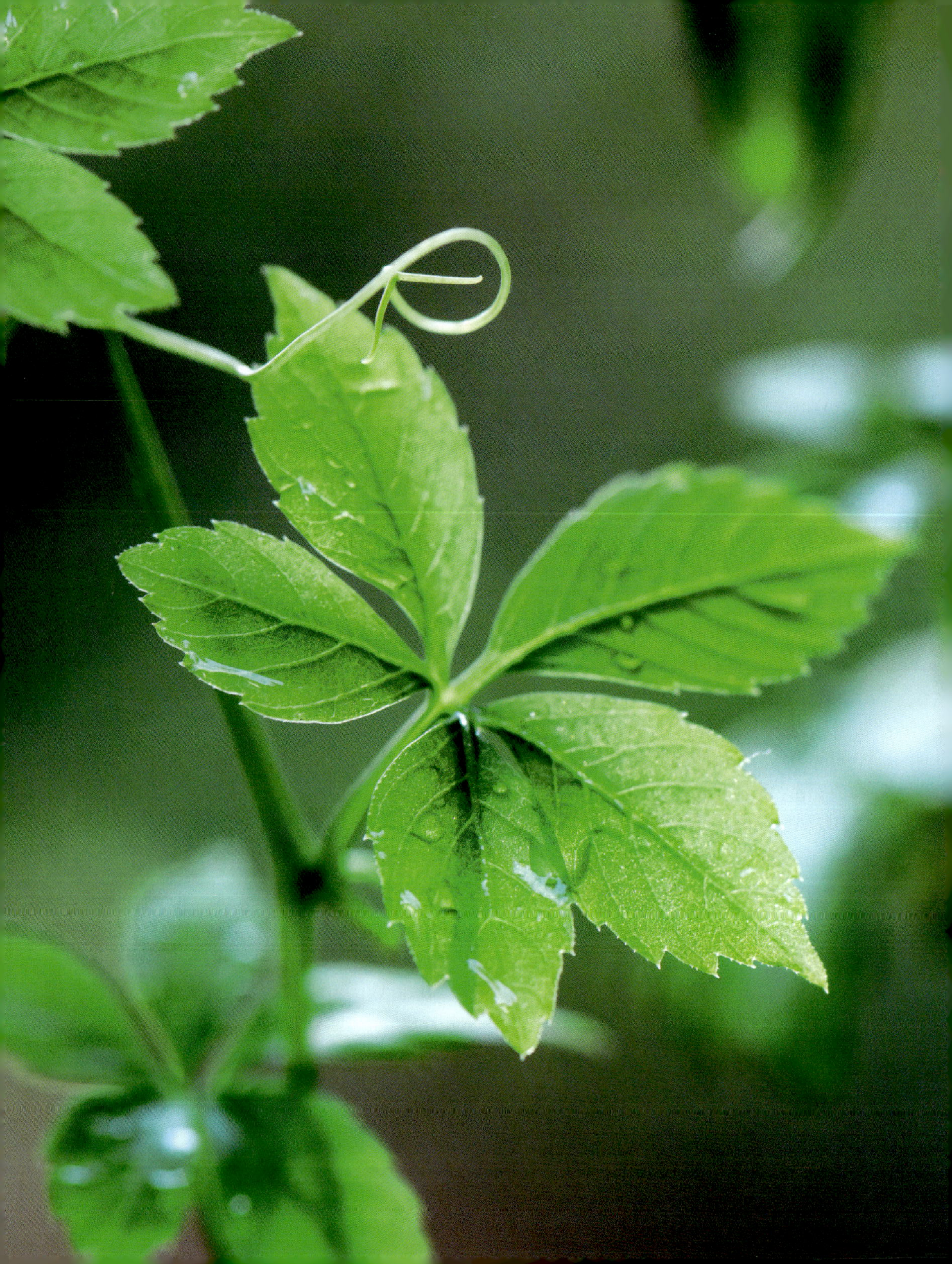

ANWENDUNG:

Jiaogulan ist als Topfpflanze im Gartenfachmarkt erhältlich und kann zu Hause kultiviert werden. Aus den Blättern kann man sich täglich einen süßlich schmeckenden Tee brauen.

Tee: 2 Blätter mit 250 ml 70 Grad heißem Wasser aufbrühen und 10 Min. ziehen lassen.

Man kann Jiaogulan-Tee auch kaufen: 1 TL Tee mit 250 ml heißem Wasser aufbrühen und 10 Min. ziehen lassen. Schluckweise trinken.

Eine Einnahme von ungefähr 1500 mg wird empfohlen.

ZU BEACHTEN:

Nicht einnehmen in der Schwangerschaft.

REZEPT-TIPP:

Jiaogulan-Brot

3 TL Jiaogulan-Teeblätter
150 ml heißes Wasser
500 g Dinkelmehl
1 Tüte Hefe
je 4 EL Kürbiskerne
Sonnenblumenkerne
Sesam
geschrotete Leinsamen
2 TL Salz
1 TL Brotgewürzmischung
200 ml kaltes Wasser
1 TL flüssigen Honig

Jiaogulan-Tee wird folgend zubereitet: 3 TL Pulver mit 150 ml heißem Wasser übergießen, 10 Min. ziehen lassen. Das Kraut kommt mit in den Teig.

Trockenzutaten vermengen, kaltes Wasser, Tee und Honig dazu mischen und kneten.

Teig auf einem Backpapier in eine Backform geben.

Bei Bedarf etwas Weizenkleie darüber streuen.

Im Backofen bei 200 Grad Ober- und Unterhitze 80 Min. backen. Nach 50 Min. Brot mit Alufolie abdecken.

Moringa

(Morina oleifera, Meerrettichbaum)

Moringa ist ein Baum, dessen Blätter in Indien eine lange Anwendungstradition haben. Er heißt dort auch der »Wunderbaum«, denn seine Früchte, Blätter und Wurzeln haben eine breite adaptogene Wirkung, die von Nervenstärkung über Hormonbildung bis zur Aktivierung des Immunsystems reicht und deshalb als Jungbrunnen genutzt werden können.

Die Früchte des Moringa-Baums werden wie Bohnen gekocht und als Gemüse verzehrt. Der Saft der Blätter wird in Asien zur Behandlung von Diabetes und Bluthochdruck eingesetzt. Der Wurzel, die wie Meerrettich schmeckt, sind antibiotische Eigenschaften zugesprochen worden.

Die Blätter sind reich an Vitalstoffen, insbesondere an den Vitaminen A, B_1, B_6 und C, Eisen, Mangan, Bor, Kalium, Proteinen und ungesättigten Fettsäuren. Daher wirken sie antioxidativ und damit entzündungshemmend.[112]

Am bedeutsamsten ist der hohe Gehalt der Blätter an Aminosäuren. Moringa liefert 18 von 20 essenziellen Aminosäuren, die Grundbaustoffe für Hirntransmitter (vor allem für Serotonin) sind und dadurch viele wichtige Gehirnfunktionen verbessern können, insbesondere die Konzentrationsfähigkeit. Beobachtet wurde zudem ein positiver Einfluss bei Schlafstörungen. Moringa steigert auch die Bildung von Prolaktin und verbessert dadurch die Milchbildung bei stillenden Müttern.

Moringablätter enthalten hohe Anteile des pflanzlichen Hormons Zeatin, das die Infektabwehr verbessert.[113] Es unterstützt beim Menschen das Immunsystem[114] und verzögert den Alterungsprozess bei Bindegewebszellen.[115]

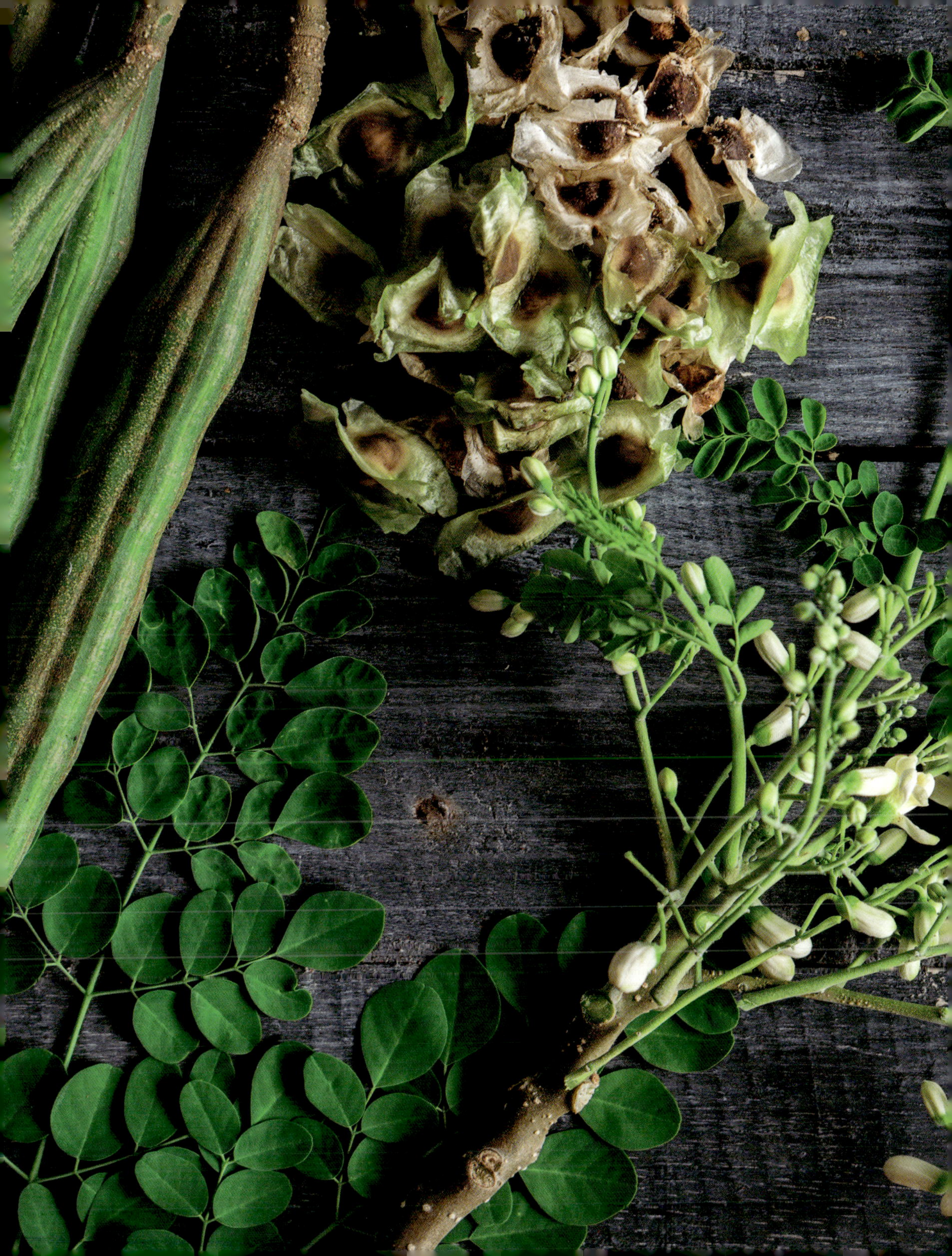

ANWENDUNG:

Eine Einnahme von 1 bis 2 TL täglich wird empfohlen.

Eine Einnahme von bis zu 500 mg täglich wird empfohlen.

REZEPT-TIPP:

Scharfer Avocadoaufstrich mit Moringa

1 reife Avocado
einige Tropfen Zitronensaft
1 TL Moringapulver
Salz, Pfeffer

Alles gut miteinander vermischen.

Fruchtiger Moringa-Smoothie

1 TL Moringa
150 g Ananas
1 Banane
½ l Orangensaft
nach Bedarf Süßungsmittel

Alles miteinander pürieren und evtl. Wasser beimischen.

Sanddornbeeren

(Hippophae)

Sanddorn ist ein Ölweidengewächs beziehungsweise eine Schlehe, die ursprünglich im Himalaja-Gebiet heimisch war und sich beginnend mit der Eiszeit nach und nach in weiten Teilen Asiens und Europas ausgebreitet hat. Er wächst bevorzugt auf Sandböden und in lichten Kiefernwäldern. Sanddornbeeren wurden in Tibet schon im 8. Jahrhundert in der dortigen Medizin als Arznei beschrieben. Dschingis Khan gab seinen Soldaten und den Pferden Sanddorn, um ihre Kräfte zu stärken. Sanddorn steigert die Leistungsfähigkeit und verbessert die Erholungszeiten.[116] Er ist damit ein kraftvolles Adaptogen, das vorwiegend Entzündungsprozesse abmildert und das Immunsystem stärkt. Als Anti-Aging-Arznei bekannt geworden ist er durch seine Fähigkeit, die Bildung von Kollagenfasern anzuregen, wodurch unsere Haut länger straff und die Körperkontur auch länger erhalten bleibt.

Der hohe Gehalt an Betacarotin und Zeaxanthin ist außerdem gut für die Augengesundheit. Sanddorn hat ungewöhnlich hohe Mengen an Rutin. Rutin kräftigt Zellwände, tonisiert Adern, festigt Bindegewebe, verbessert die Leberfunktion und hemmt Entzündungen im Gewebe. Ein wichtiger Inhaltsstoff ist auch das Quercetin, ein Antioxidans und Radikalfänger, das die Leistung bei körperlicher Belastung steigert und Muskelkater verzögern kann.[117] Quercetin scheint auch dafür verantwortlich zu sein, dass Sanddorn das Wachstum von Krebszellen hemmt und deren Zelltod fördert.[118]

Die Beeren sind außerdem reich an den Omega-Fettsäuren 3, 6, 7 und 9, die bei der Produktion von kollagenen Fasern für Haut, Unterhaut und Bindegewebe gebraucht werden. Die Haut wird mit Sanddorn nicht nur glatter und fester, sondern auch widerstandsfähiger gegen den Einfluss von Sonnenstrahlen und Wind. Sanddorn wirkt stark antioxidativ[119] und stärkt das Immunsystem, weshalb man bei frischen Infekten heißen Sanddornsaft einsetzt.

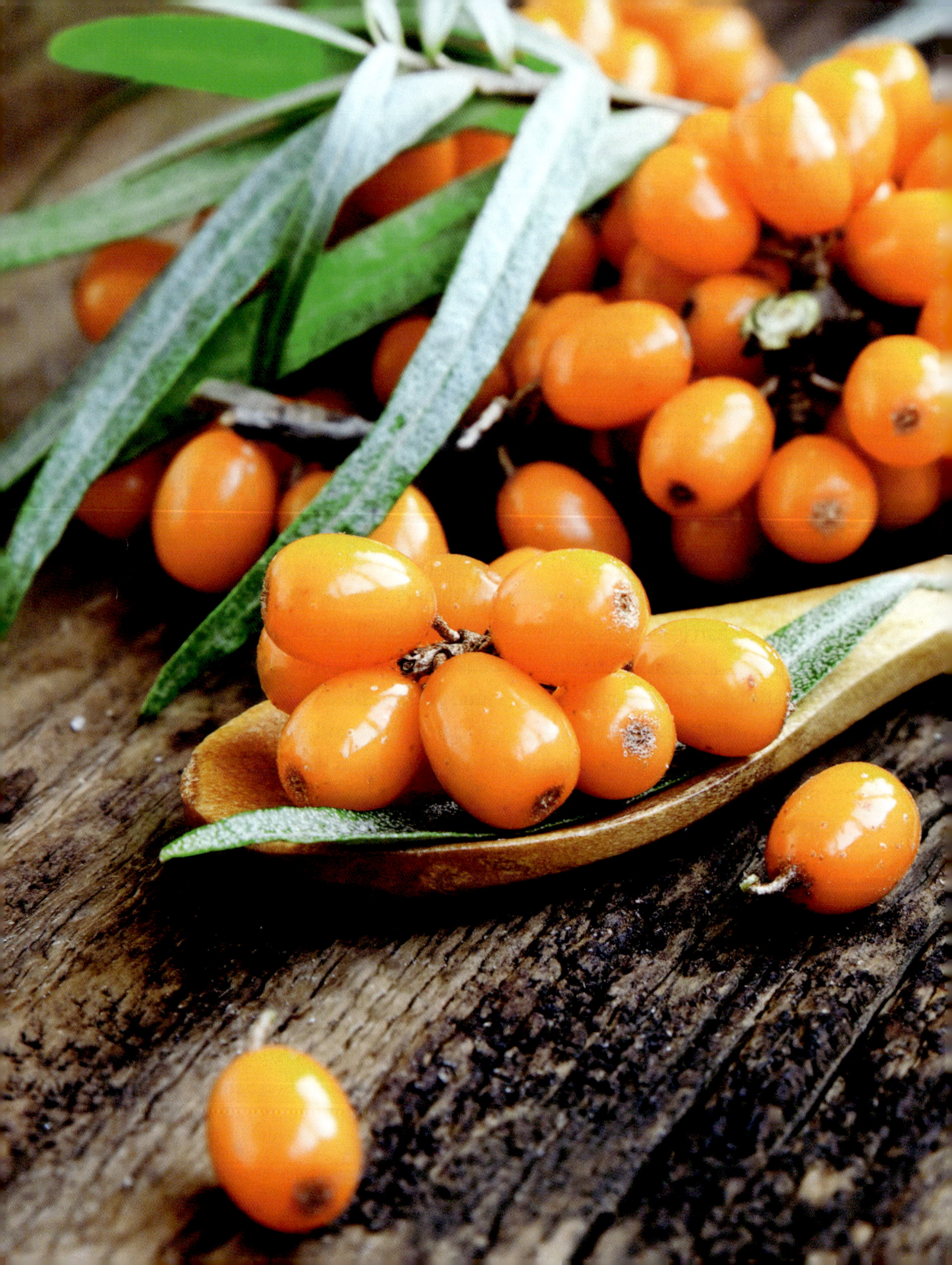

ANWENDUNG:

Die Sanddornbeeren sind so sauer, dass sie sich nicht gut zum Verzehr eignen. Deshalb wird bevorzugt der Fruchtsaft verwendet, der gemischt wird mit anderen Speisen, wie z. B. Joghurt.

Eine Einnahme von etwa 3 EL täglich wird empfohlen.

Man kann auch getrocknete Sanddornbeeren kaufen und daraus einen Tee bereiten, denn man 4-mal am Tag trinkt.

Tee: 2 g getrocknete Beeren mit 150 ml kochendem Wasser aufbrühen und 10 Min. ziehen lassen. Nach Geschmack würzen.

Die empfohlene Tagesmenge beträgt 2 TL Pulver, gemischt in Smoothies oder mit heißem Wasser übergossen und gesüßt als Tee.

Eine Einnahme von bis zu 500 mg täglich wird empfohlen.

REZEPT-TIPP:

Aromatische Sanddorn-Ingwer-Milch

ca. 1 cm frischen Ingwer
250 ml Vollmilch
3 EL Sanddornsaft
1 EL Manukahonig

Ingwer schälen und würfeln.

Alle Zutaten unter Rühren in einen Topf geben, anwärmen (nicht kochen) und durch ein Sieb abgießen.

Müsli mit Sanddorn-Dickmilch und Feigen

75 g Dickmilch
3 EL Sanddornsaft
1 getrocknete Feige
30 g kernige Haferflocken

Dickmilch mit Sanddornsaft verrühren. Feige in Stücke schneiden und mit Haferflocken und Sanddorn-Dickmilch vermengen.

Turkey Tail

(Trametes versicolor)

Der Pilz ist auch unter den Namen »Schmetterlingstramete« oder »Coriolus-Pilz« bekannt. Er ist ein Stielporling, den man hierzulande als Parasit auf Laubbäumen findet. Wegen seiner schönen Form wurde er früher mitunter als Schmuck auf Hüten getragen oder in Zierschmuck verarbeitet und diente bei der Herstellung von Mycoholz in der Bleistiftproduktion. Man kann ihn wegen seiner zähen Konsistenz nicht essen.

In China hingegen gehört Trametes als Heilpilz seit Jahrhunderten fest in die Behandlungstradition. Er ist ein Kräftigungsmittel zur Steigerung des Qi und hat eine besondere Fähigkeit, das Bindegewebe sowie die Knochen und Sehnen zu festigen. Man konnte beweisen, dass er auch bei Erschöpfungszuständen wie dem Chronic-Fatigue-Syndrom Erfolg zeigt [120]. Er ist zudem effektiv zur Steigerung der Immunabwehr,[121] dazu antiviral, antibakteriell, antientzündlich und leberstärkend.

Turkey Tail enthält die Polysaccharide PSK und PSP, die das Immunsystem in hohem Maße stimulieren. Das hilft als Ergänzung zur Chemotherapie bei Krebs, wie die Forschung in zahlreichen Studien belegt hat. Positive Ergebnisse gibt es bei der Behandlung von Brustkrebs[122], kleinzelligem Lungenkrebs[123], Prostatakrebs[124], Magenkrebs[125] und Darmkrebs[126]. In Japan ist Trametes offiziell für die unterstützende Krebsbehandlung zugelassen, was auch von den gesetzlichen Krankenkassen unterstützt wird. Er verlängert das Leben der Betroffenen und führt zur Rückbildung und Verzögerung von Krebs. Menschen erholen sich schneller von aggressiven Chemotherapien, weil Trametes die Entgiftungsfunktion verbessert und beim Wiederaufbau der Körperstrukturen hilft.

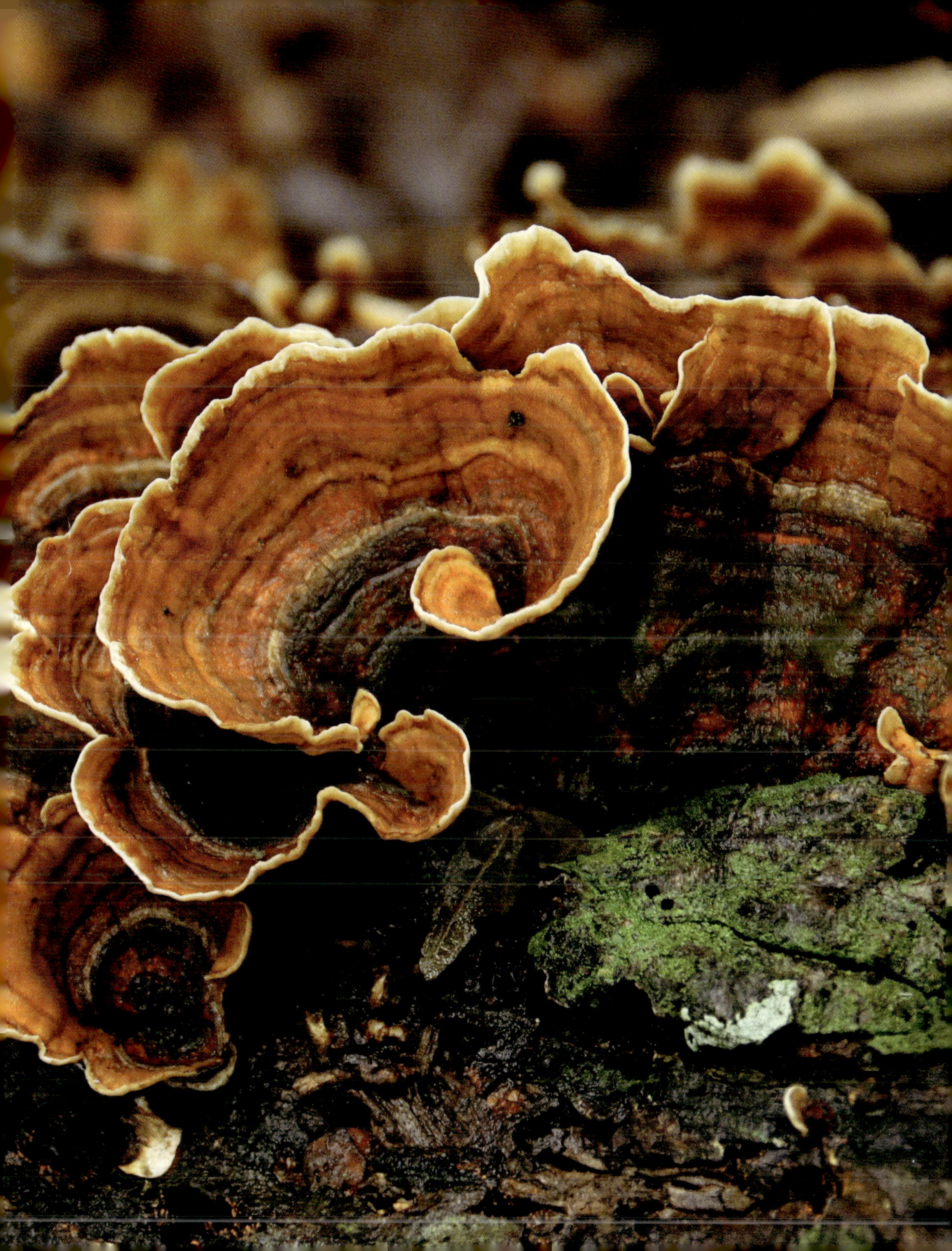

ANWENDUNG:

Man mischt bis zu 2 TL des Pulvers täglich in die Nahrung.

ZU BEACHTEN:

Nicht einnehmen in der Schwangerschaft und Stillzeit.

REZEPT-TIPP:

Turkey-Tail-Extrakt selbst herstellen

30 g getrockneten Pilz kleinschneiden und in 250 ml Wasser geben. 4 Stunden lang kochen lassen, danach 30 Min. auf kleiner Flamme garen. Pilzreste entfernen und abseihen. In ein Glas füllen, mit Deckel verschließen und im Kühlschrank aufbewahren.

Man nimmt täglich 2 TL davon ein und gibt ihn in Kaffee oder in Suppen.

Immunbooster

Mit diesen Adaptogenen wird das Immunsystem durch einen erhöhten Anteil bioaktiver Substanzen gestärkt, die ansonsten in der der Nahrung nur unzureichend vorkommen. Wenn Sie infektanfällig sind, eine chronische Virusinfektion nicht überwinden können oder eine Autoimmunkrankheit besteht, werden Sie bei diesen Arzneien fündig.

Camu-Camu

(Myrciaria dubia)

Die kirschgroßen Früchte dieses Myrtengewächses, das vor allem im westlichen Amazonasgebiet vorkommt, schmecken sauer, herb, würzig und bitter und sind in dieser Eigenschaft mit der chinesischen Schisandra oder der indischen Amla vergleichbar.

Camu-Camu ist von den indigenen Völkern des Regenwaldes früh als vitalstoffreiche Pflanze mit heilsamen Eigenschaften erkannt worden. Diese Völker nutzen die Pflanze bei Müdigkeit und Erschöpfung und setzen sie im Erkrankungsfall als Stärkungsmittel ein. Das gilt besonders bei Infektionskrankheiten, wo sie präventiv und als Stärkungsmittel für eine schnellere Gesundung genutzt wird.

Camu-Camu-Früchte weisen weltweit unter allen Pflanzen den größten Vitamin-C-Gehalt auf, sind sehr eisenreich und wirken durch den hohen Anteil von Anthocyanen auch stark antioxidativ.[127] In der Frühphase von Infekten werden Eisen und Vitamin C in hohem Maße gebraucht, hier kann Camu-Camu oft einen entscheidenden Einfluss darauf nehmen, dass der Infekt gar nicht erst ausbricht oder sehr milde verläuft.

Die in den Früchten enthaltene Betulinsäure ist entzündungshemmend und wirkt Erkrankungen des Immunsystems entgegen.[128] Camu-Camu senkt den Entzündungsfaktor Interleukin 6[129], was sich bei allen Formen von Entzündungen, eingeschlossen jenen bei Autoimmunkrankheiten, positiv auswirkt. Es konnten außerdem antioxidative und antibakterielle Wirkungen nachgewiesen werden.[130]

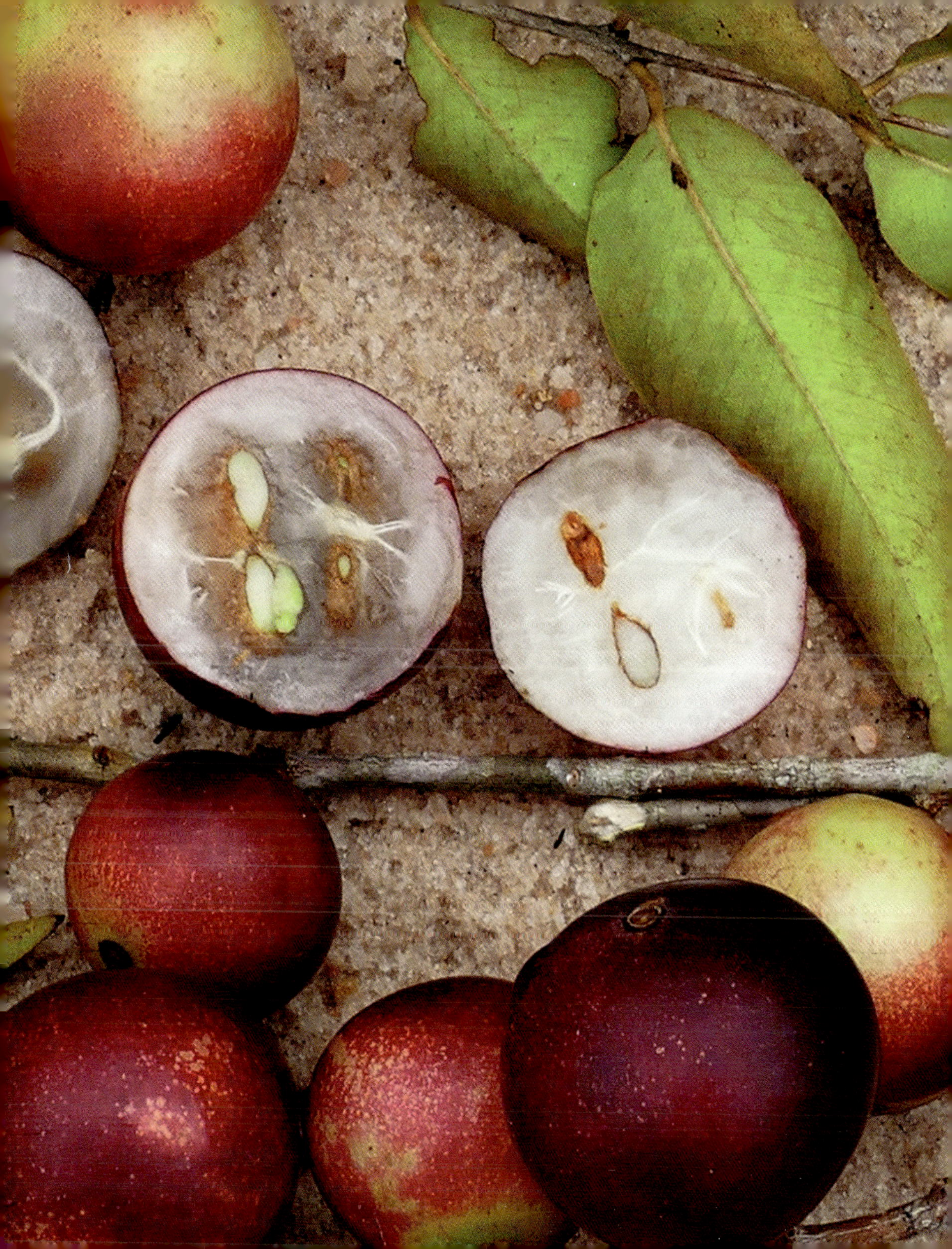

ANWENDUNG:

1 TL des Pulvers kann den gesamten Vitamin-C-Bedarf eines Tages decken. Man rührt das Pulver in 250 ml Wasser, Tee oder Saft ein, verarbeitet es in Smoothies oder verzehrt es mit Joghurt, Quark, Müsli, Süßspeisen und Backwaren.

Eine Einnahme von bis zu 5 g täglich wird empfohlen.

REZEPT-TIPP:

Blaubeer-Smoothie mit Camu-Camu

2 gefrorene Bananen
125 gr Blaubeeren
3 EL Haferflocken
220 ml Pflanzenmilch
1 TL Camu Camu

Sämtliche Zutaten in einen Mixer geben und so lange pürieren, bis der Smoothie eine cremige Konsistenz hat. In Gläser füllen und genießen!

Chaga

(Inonotus obliquus, Birkenpilz)

Chaga ist ein Pilz, der vor allem in subpolaren Gebieten vorkommt. Er ist zu hart, um als Speisepilz genutzt zu werden, sein Pulver ist jedoch sehr aromatisch, weshalb er auch zur Herstellung von Kaffee-Ersatz dient.

Traditionell wird Chaga in den nördlichen Kulturen Eurasiens medizinisch verwendet. In Norwegen heißt er Kreftkjuke (Krebsporling), weil er traditionell zur Behandlung von Tumorerkrankungen diente. Er wurde aber auch umfangreich bei Menschen mit Tuberkulose eingesetzt. In Russland und Finnland gilt der Pilz als Allheilmittel bei der Behandlung oder Vorbeugung von Infekten und soll ganz allgemein das Wohlbefinden unterstützen. Chaga stillt Hunger, macht morgens wach und aufmerksam und erhöht die Leistungsfähigkeit. Abends hilft er beim Einschlafen und wirkt entspannend.

Die wissenschaftliche Forschung zu den Inhaltsstoffen und zur Wirksamkeit des Pilzes setzte in den 1930er-Jahren in Russland ein. Man fand einen hohen Anteil an Beta-D-Glukanen, die bei Immunprozessen gebraucht werden und sowohl ganz allgemein das Immunsystem stärken können als auch bei Autoimmunkrankheiten Fehlschaltungen des Immunsystems abschwächen.[131] Chaga hat starke antientzündliche Fähigkeiten[132] und wirkt keimtötend auf Pilze und Viren.[133] Er ist nachweislich wirksam gegen Influenza A und B und gegen Hepatitis C.[134] Es gibt eine Wirksamkeit bei verschiedenen Formen von Krebs, beispielsweise Hodgkin-Lymphom, Lungenkrebs, Magen- und Darmkrebs.

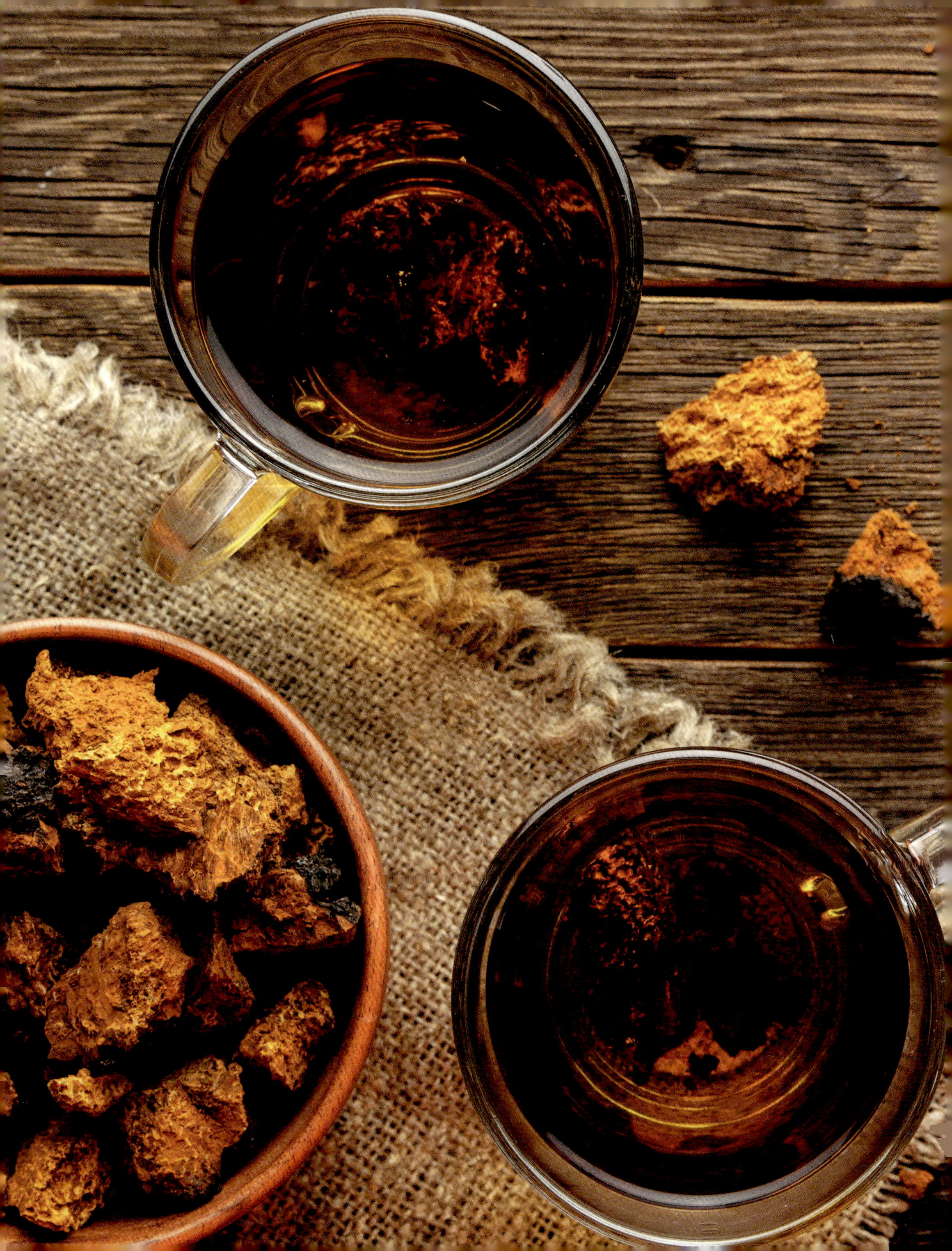

ANWENDUNG:

Eine Einnahme von bis zu 2 g täglich wird empfohlen.

Finnischer Chaga-Tee: 3 kleine Pilzstücke in einen Kochtopf mit 500 ml Wasser zum Kochen bringen und 10 Min. auf kleiner Flamme köcheln lassen. Tee absieben und in die Tasse geben.

REZEPT-TIPP:

Spicy Chaga Chocolate

50 g Cashewkerne
3 TL rohes Kakaopulver
1 TL Lucumapulver
3 TL Chagapulver
1 EL Kokosblütenzucker
1 TL Zimt
1 TL Bourbon-Vanille-Pulver
50 g geschälte Hanfsamen
1 Prise Salz

Am Vorabend Cashewkerne in warmes Wasser geben und über Nacht einweichen.

Morgens Chaga-Tee machen, indem man Kakaopulver, Lucumapulver, Chagapulver, Kokosblütenzucker, Zimt und Bourbon-Vanille-Pulver in einen Mixer gibt und püriert.

Cashewkerne abtropfen und mit den Hanfsamen dazugeben und nochmals pürieren.

Chinesischer Raupenpilz

(Cordyceps sinensis)

Dieser wohl bekannteste Heilpilz kommt in den feuchten Bergwiesen Chinas oder Tibets in großen Höhen vor. Er hat eine hellorangene Farbe und ist ein Schlauchpilz. Cordyceps ist in der chinesischen Heilkunst seit Jahrtausenden bekannt (»Pilz der Kaiser«) und wurde auch in Tibet verwendet. Er war so wertvoll, dass er im 17. Jahrhundert sogar als Währungsmittel zwischen Tibet und China eingesetzt wurde. Auch heute noch kostet 1 Kilogramm wilder Cordyceps etwa 20 000 Euro. Deshalb stammt der Pilz zur kommerziellen Verwendung aus Anbaukulturen und ist dadurch erschwinglich geworden.

Weniger bekannt ist seine Wirkung auf das Gehirn: Er wirkt leicht halluzinogen und eignet sich dazu, labortechnisch LSD anzureichern.

Unser Hormonsystem erfährt durch diesen Pilz eine wichtige Unterstützung. Er hilft gegen sexuelle Störungen, erhöht die Libido und mildert Erscheinungen einer Nebennierenschwäche wie häufiges Harnlassen, Tinnitus und Erschöpfung.

Diese hormonelle Aktivierung erklärt einige wissenschaftliche Ergebnisse. Beispielsweise konnten Mäuse, die über zwei Wochen Cordyceps gefüttert bekamen, länger laufen und länger schwimmen und waren danach weniger erschöpft und wurden früher wieder aktiv.[135]

Ein ähnliches Experiment hat man mit älteren Menschen gemacht. Zwanzig Personen im Alter zwischen 50 und 75 Jahren nahmen über 12 Wochen hinweg täglich 3 g Cordyceps oder ein Placebo ein. Die anschließende Untersuchung und Auswertung des Experiments ergab, dass jene, die den Pilz eingenommen hatten, eine stärkere Leistung auf dem Fahrradergometer zeigten. Sie bildeten weniger Milchsäure in ihren Muskeln und atmeten ruhiger.[136] Ergebnisse wie diese erklären auch, warum Cordyceps häufig als Anti-Aging-Mittel eingesetzt wird.

Cordyceps stellt für die Immunabwehr bedeutsame Stoffe zur Verfü-

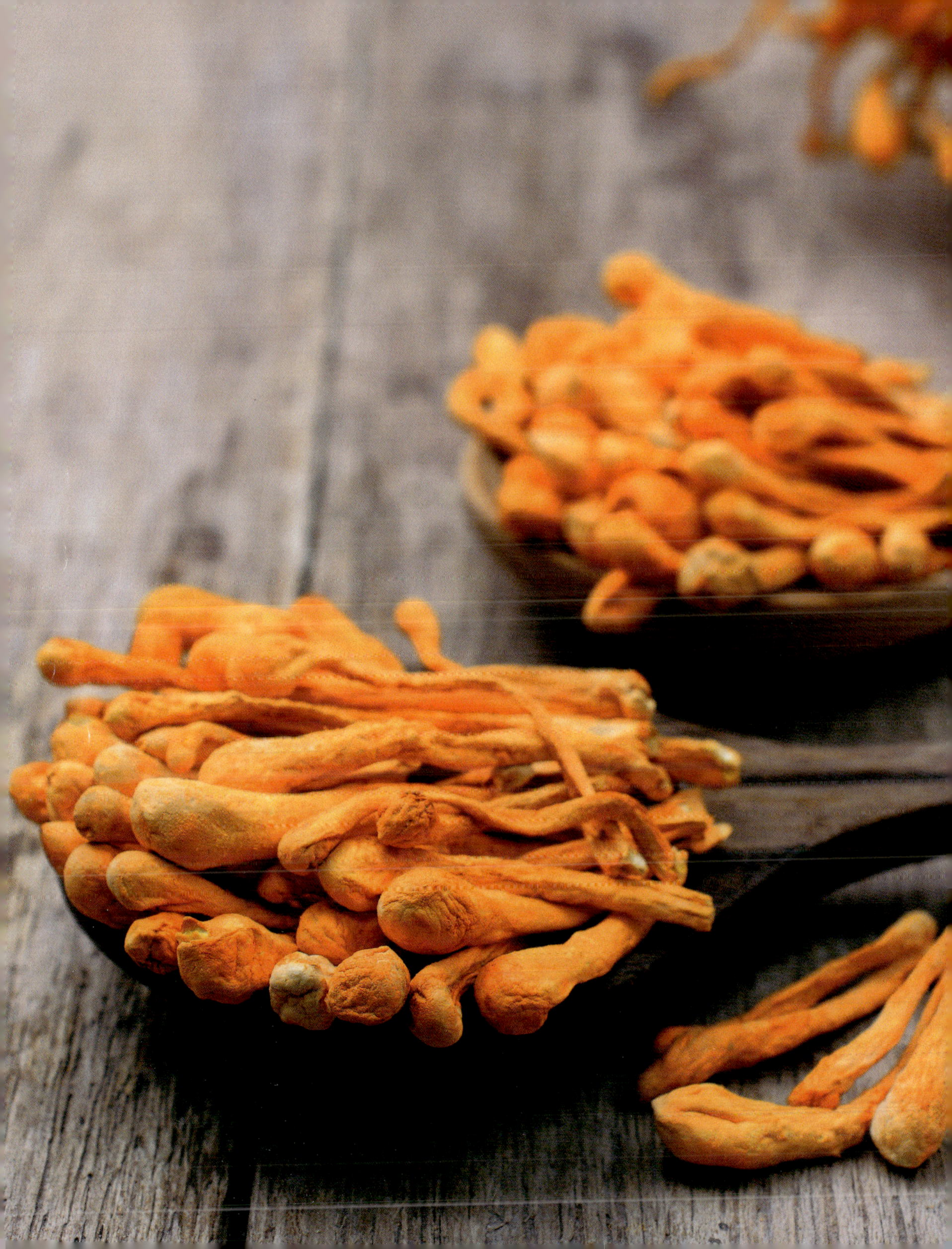

gung[137]. Er aktiviert das intestinale Immunsystem, seine Makrophagen und B-Lymphozyten.[138]

Dieser Pilz wirkt aber auch messbar antibakteriell: Aus Cordyceps wurde deshalb auch das Penicillin hergestellt.

ANWENDUNG:

Eine Einnahme von ungefähr 1,5 g täglich wird empfohlen.

Suppe: 1 g Pulver mit 100 ml warmem Wasser übergießen und mehrere Stunden ziehen lassen. Verleiht Gemüsebrühe einen intensiven Geschmack.

Tee: 1 TL mit 250 ml 70 Grad warmem Wasser aufbrühen und 15 Min. gedeckt ziehen lassen. Sofort trinken.

Eine Einnahme von bis zu 1,5 g täglich wird empfohlen.

REZEPT-TIPP:

Cordyceps-Cashew-Drink

50 g Cashewkerne
200 ml Cashewmilch
1 TL Cordycepspulver
1 TL Yaconpulver

Cashewkerne 30 Min. in Wasser einlegen, abgießen und antrocknen lassen.

Nüsse mit Cashewmilch pürieren und danach in einem Topf erwärmen.

Cordycepspulver und Yaconpulver dazurühren.

Kalmegh

(Andrographis paniculata)

Kalmegh ist ein aufrecht wachsendes einjähriges Kraut mit spitzen Blättern und kleinen rosenroten Blüten. Die Pflanze wird wegen ihres Geschmacks auch »Bitterkönig« genannt.

In Thailand wird Kalmegh seit Jahrhunderten zur Vorbeugung und Behandlung von Atemwegsinfekten und zur allgemeinen Immunstärkung eingesetzt. Die Pflanze reguliert aber auch viele andere Vorgänge im Stoffwechsel, fördert die Verdauung und hilft dem Körper bei der Entgiftung. Sie stärkt die Leber und verbessert den Gallefluss.

Zusätzlich beinhaltet sie Wirkstoffe, die antiviral sind und eine chronische Hepatitis-B-Virusinfektion nachweislich verbessern können.[139] Diese antivirale Aktivität zeigt sich auch bei Infektionen der oberen Luftwege.[140] Kalmegh kann die Ausbreitung von Entzündungsmediatoren behindern, wodurch ein generalisierter Infekt ausbleibt oder milder verläuft.

Die Infekte klangen, wie man in klinischen Beobachtungen nachweisen konnte, deutlich schneller ab als sonst, waren weniger gravierend und gingen mit geringeren Beschwerden einher.

Kalmegh wirkt außerdem keimtötend auf viele Bakterien und wird deshalb häufig bei Harnwegsinfekten eingesetzt.[141] Es hat eine aktivierende Wirkung im Immunsystem gezeigt.[142]

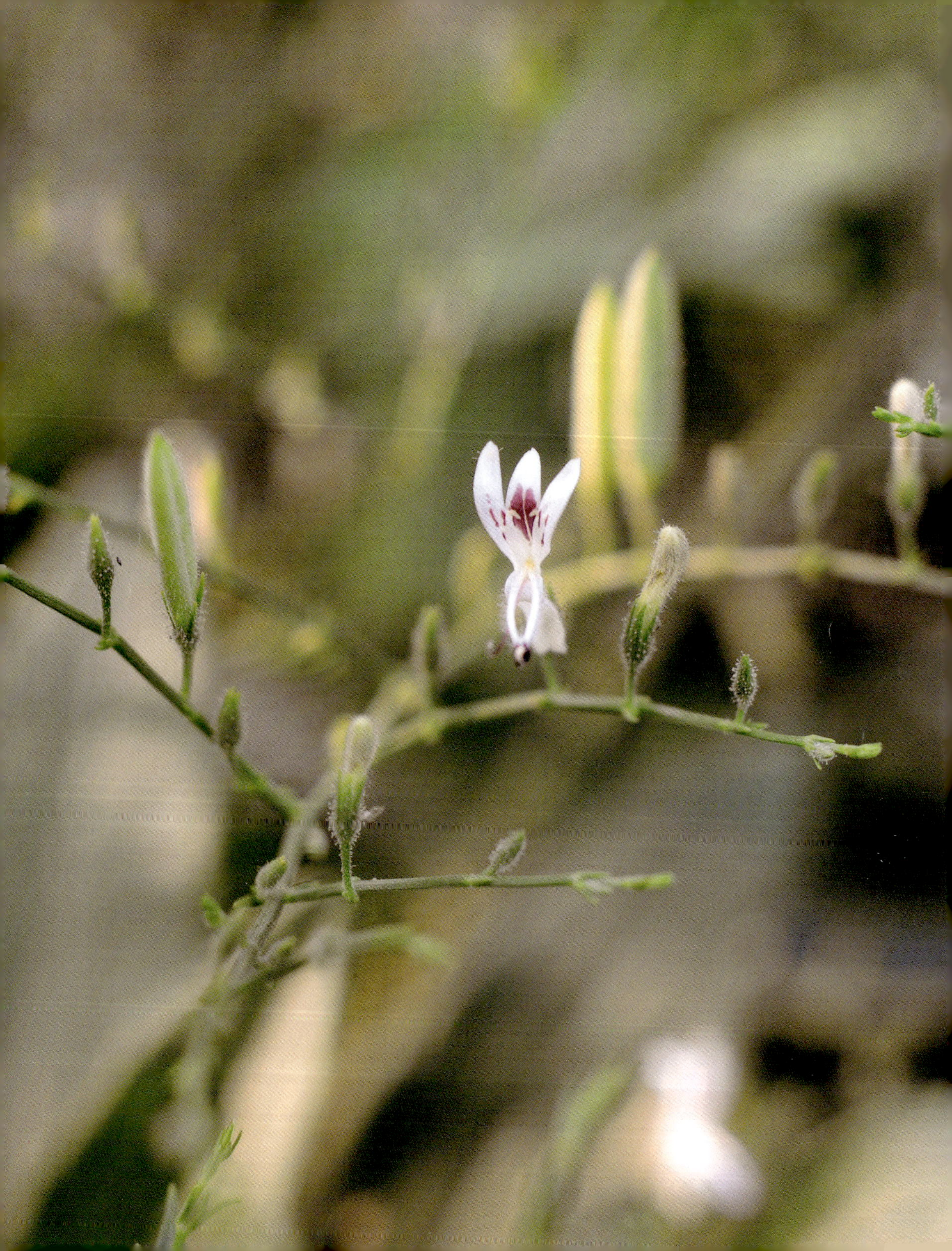

ANWENDUNG:

Eine Einnahme von ungefähr 1 g täglich wird empfohlen.

ZU BEACHTEN:

Nicht einnehmen in der Schwangerschaft und Stillzeit sowie bei Allergien auf Acanthaceen. Die Einnahme kann immunaktivierend wirken.

REZEPT-TIPP:

Kalmegh-Pillen selbst herstellen

Man erntet 4 Zweige, zieht die Blätter ab, wäscht und püriert sie (kein Wasser dazugeben). Dabei entsteht eine Paste, die man mit den Fingern zu Kugeln rollt und einzeln auf einem Tuch auflegt. Man lässt sie für 2 Tage in der Sonne trocknen.

Mandelpilz

(Agaricus blazei murrill, Himematsutake)

Dieser Pilz schmeckt süßlich und nach Mandeln. Er gehört der Gattung Champignon an und stammt aus dem brasilianischen Regenwald, wo er von den Ureinwohnern besonders geschätzt wird, um damit schwere Krankheiten zu behandeln. Sie nennen ihn »Sonnenpilz«, »Pilz des Lebens« oder »Pilz Gottes«. Er kann das Immunsystem akut stärken und Krebsverläufe verlangsamen. Gesunde nehmen ihn manchmal auch ein, um Krankheiten vorzubeugen, aber auch, weil er eine allgemein stärkende Wirkung hat und weil ihm nachgesagt wird, dass er ein langes Leben verleihen soll.

Wissenschaftlich untersucht wurde der Pilz von japanischen Forschern in den 1990er-Jahren. Dabei hat man herausgefunden, dass er das Immunsystem aktiviert und zelltötende Eigenschaften aufweist. Deshalb hat sich Agaricus in Japan auch in der Krebstherapie etabliert.[143] Für seine Wirkung scheint Ergosterol verantwortlich zu sein, ein Inhaltsstoff, der die Ausbildung von kleinen Blutgefäßen um Tumorzellen verhindert, was das Wachstum von Krebszellen behindert. Es gibt Studien, die seine Wirksamkeit bei Leukämie, Darm-, Lungen-, Unterleibs-, Brust-, Bauchspeicheldrüsen-, Prostata- und Leberkrebs nachweisen. Eingesetzt wird er auch bei Hirntumoren, Hautkrebs, Magenkrebs, Leberzirrhose und anderen Erkrankungen der Leber, der Milz und des Magens. Er wird häufig mit Strahlen- oder Chemotherapie kombiniert und scheint deren Nebenwirkungen einzudämmen.

Agaricus stärkt sowohl die primäre wie auch die sekundäre Immunantwort[144] bei der Abwehr von viralen Infektionen und wirkt entzündungshemmend. Er kann vorbeugend eingesetzt werden und hat auch eine positive Einwirkung bei Infektionen der oberen Atemwege.

In der Behandlungspraxis hat sich Agaricus zudem bei der Therapie von Autoimmunerkrankungen, Asthma und Allergien etabliert.

ANWENDUNG:

Eine Einnahme von bis zu 2 Kapseln täglich wird empfohlen.

Noni wird vor allem als Saft angeboten. Dieser schmeckt bitter, und der Geruch ist ungewohnt. Es empfiehlt sich eine Tagesdosis von 1–2 EL. Man vermengt diese mit 5 Teilen Birnendirektsaft und kann dann noch mit Wasser eine Schorle daraus machen.

REZEPT-TIPP:

Noni-Salat-Dressing

1 Knoblauchzehe zerreiben, in 5 EL Olivenöl verrühren, 1 EL Noni-Saft und 1 TL Zitronensaft hinzugeben.

Purpur-Sonnenhut

(Echinacea purpurea)

Dieser krautige Korbblütler, dessen Blütenkopf an einen Igel oder Seeigel erinnert, stammt aus Nordamerika und wurde von den dortigen Ureinwohnern medizinisch genutzt zur Vorbeugung und Behandlung von Infekten, insbesondere Husten, Halsschmerzen und Mandelentzündung.

Echinacea wird in Europa seit Jahrhunderten zur Immunstärkung verwendet. Zahlreiche Studien haben ihre immunmodulierende Kraft nachgewiesen.[151] Der Effekt entsteht wahrscheinlich über N-Isobutylamide, die an die peripheren CB2-Cannabinoid-Rezeptoren auf den T-Lymphozyten binden.[152] Die Immunantwort wird dadurch erleichtert und läuft effektiver ab.

Auch die Beeinflussung der Aktivität der Gewebehyaluronidase scheint ein Faktor zu sein. Mit diesem Enzym dringen Krankheitserreger in den Körper ein. Wenn es blockiert wird, hat das eine Schutzwirkung für die Schleimhaut. Die European Medicines Agency befürwortet den Einsatz des Sonnenhuts bei Erkältungskrankheiten.[153]

Außerdem konnte man nachweisen: Der Extrakt wirkt antiviral und kann das Wiederauftreten einer Herpes-Typ-1-Infektion verhindern.[154]

In einer neueren Studie wurde der Frage nachgegangen, was die Pflanze in Bezug auf die Vorbeugung von Erkältungskrankheiten leisten kann, insbesondere gegen Rhinoviren. Das Resultat: Echinacea hat eine deutliche vorbeugende Wirkung und verkürzt im Erkrankungsfall den Verlauf spürbar.[155]

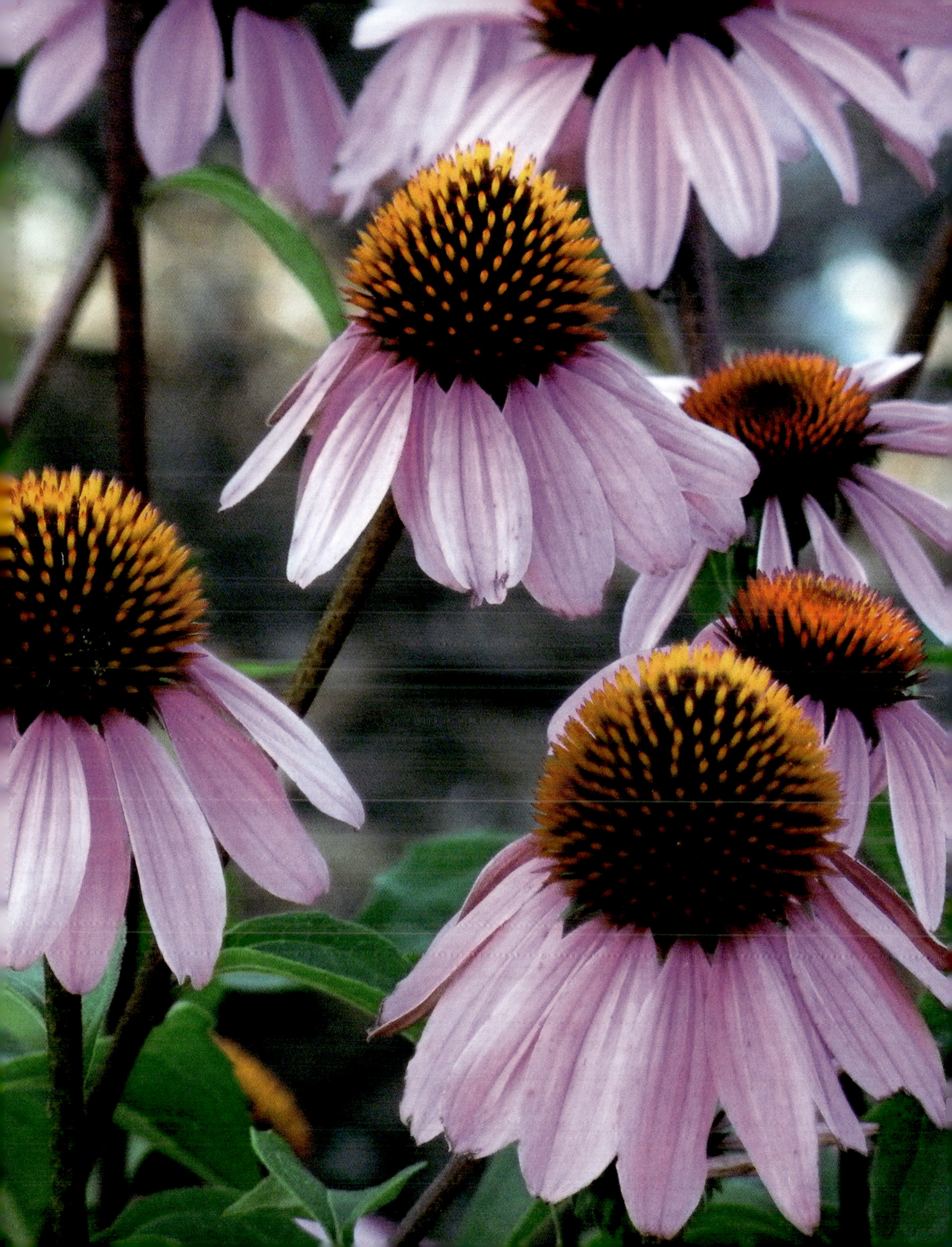

ANWENDUNG:

Eine Einnahme von bis zu 1 g täglich wird empfohlen.

Dosierung: bis zu 4 Tabletten täglich

Je nach Packungsanleitung dosieren.

ZU BEACHTEN:

Nicht einnehmen in der Schwangerschaft. Ungeeignet für Säuglinge und Menschen mit Autoimmunkrankheiten oder Überempfindlichkeit gegen Korbblütlern.

REZEPT-TIPP:

Echinacea-Tinktur selbst herstellen

Für die Herstellung kommen nur Pflanzen infrage, die schon zwei Jahre alt oder älter sind. Geerntet wird zwischen Juli und September.

Man verwendet nur grüne Stängel, halbiert diese längs und schneidet sie in kleine Stücke. Blüten abzupfen und Köpfe zerteilen. Blütenboden in dünne Scheiben und Blätter in Streifen schneiden.

Alles in ein Glas mit Schraubdeckel geben und mit hochprozentigem Alkohol bedecken. Für 4 Wochen im Halbschatten ziehen lassen. Täglich einmal aufschütteln.

Nach 4 Wochen abseihen, die Tinktur in braune Glasflaschen füllen und an einem dunklen, kühlen Platz aufbewahren.

Man nimmt 10–40 Tropfen täglich ein.

Reishi

(Ganoderma lucidum, Ling Zhi)

Reishi ist ein Baumpilz, der weltweit in natürlichen Laubwäldern an den Stämmen großer Bäume vorkommt (vorzugsweise an Eichen), an die er sich in Form eines Halbmondes schmiegt. Seine Oberfläche ist glänzend gelborange gefärbt. Man kann ihn nicht essen, er ist sehr hart und schmeckt bitter. In der ostasiatischen Medizin wird er seit 4000 Jahren als Arznei eingesetzt: als Verdauungshilfe, Mittel gegen Krebs und vor allem zur Stärkung des Immunsystems.

In zahlreichen Studien konnte die immunstärkende und krebsbekämpfende Wirkung[156], auch bei fortgeschrittenen Fällen von Krebs[157], nachgewiesen werden. Reishi beugt Krebs auch vor und wirkt entzündungshemmend.[158] Er beschützt Leber und Nieren[159] und hilft gegen Alzheimer.[160]

Der Pilz kann Blutdruck und Cholesterin senken und hilft bei Histaminunverträglichkeit sowie bei Allergien, indem die Ausschüttung der Mastzellen von Histamin auf Reize hin gesenkt wird.

Eine besondere Eigenschaft von Reishi im Vergleich zu anderen Heilpilzen ist sein hoher Anteil an Beta-D-Glukanen, die Modifikatoren der Immunantwort sind[161] und sowohl die humorale wie auch zelluläre Antwort des Immunsystems bei Infektionen beschleunigen.[162] Das wirkt sich vor allem positiv bei viralen Infekten aus.

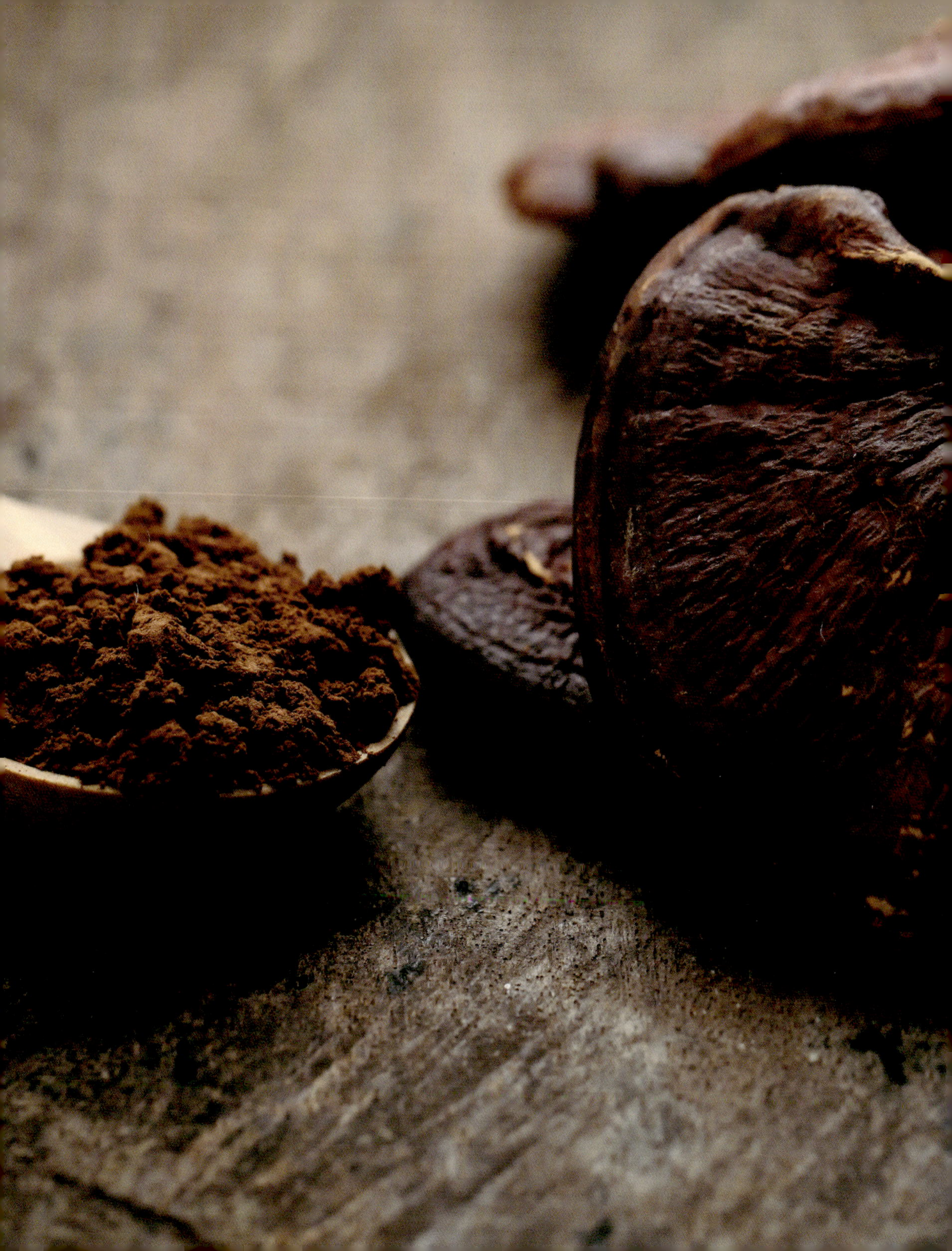

ANWENDUNG:

Man kann Reishi zum Kochen verwenden oder damit einen Tee aufbrühen. Die Tagesdosis des Trockenpilzes beträgt bis zu 4 EL, vom Pulver bis zu 3 g.

Tee: 2 EL Reishi-Schrot mit 1 l heißem Wasser aufbrühen und 10 Min. ziehen lassen. 2 Tassen täglich trinken.

Eine Einnahme von bis zu 3000 mg täglich wird empfohlen.

REZEPT-TIPP:

Cremiger »Pilz-Kaffee«

200 ml Mandelmilch
1 TL Reishipulver
1 TL rohes Kakaopulver
1 TL Kokosblütenzucker

Mandelmilch im Topf erwärmen.

Reishipulver, Kakaopulver und Kokosblütenzucker in einem hohen Gefäß mischen.

Die Milch in das Pulver einrühren, sobald sie warm geworden ist.

Mit dem Schäumer cremig mixen.

Tragant

(Astragalus membranaceus, Huang Qi)

Dieser Hülsenfrüchtler kommt als wilde Form in den Bergregionen Chinas vor, wird heute aber vorwiegend kommerziell in der Landwirtschaft angebaut. Medizinisch genutzt wird die Wurzel, die man zu Pulver verarbeitet. Die Pflanze gilt in Asien als allgemeines Stärkungsmittel und wird aufgrund ihrer keimtötenden Wirkung (effektiv gegen Bakterien und Viren, entfaltet auch entzündungshemmende Kraft) als Heilmittel bei der Wundpflege eingesetzt. Auch bei Diabetes und Krebs soll sie helfen. Das Adaptogen ist gut verträglich, und die Dauer der Einnahme ist uneingeschränkt.

Eine Besonderheit dieser Pflanze besteht darin, sowohl immunstimulierend zu sein wie auch überschießende Immunantworten herunterregulieren zu können.

Tragant enthält Flavonoide, Polysaccharide, Triterpensaponine, Aminosäuren, Fettsäuren und Mineralstoffe. Astragalus stimuliert Makrophagen und aktiviert dadurch das Immunsystem.[163] Über Astragaloside wird die Produktion von B-Lymphozyten erhöht, und so wird die Bildung von Antikörpern auf Infektreize hin verstärkt.[164] Auch die zelluläre Immunantwort über T-Lymphozyten wird gesteigert.[165] In den letzten Jahren wird die Pflanze vermehrt gegen Heuschnupfen eingesetzt.

Man sagt, dass Tragant die Telomere, die Endkappen unserer Chromosomen, schützen und damit das Leben verlängern kann. Im Tierversuch zeigt Tragant auch einen messbaren Anti-Aging-Effekt. Er hilft außerdem gegen Müdigkeit und Erschöpfung und verzögert Altersveränderungen des Gehirns.[166] Auch die Gedächtnisleistung wird gesteigert, vor allem bei älteren Menschen.[167]

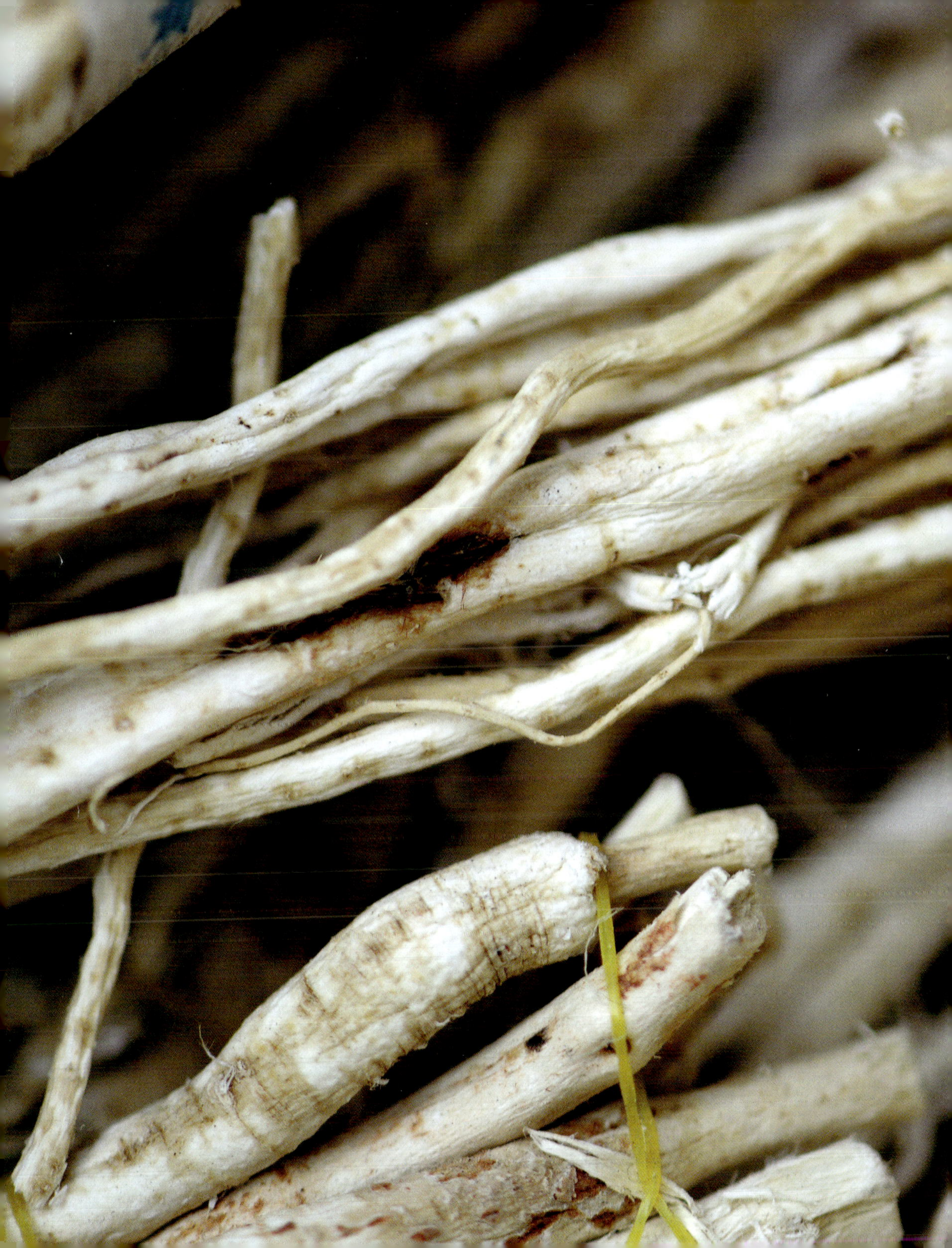

ANWENDUNG:

1 TL Pulver pro Tag in Wasser, Tee oder in einen Smoothie geben.

Eine Einnahme von bis zu 400 mg täglich wird empfohlen.

ZU BEACHTEN:

Nicht einnehmen in der Stillzeit. Vermeiden Sie Dosierungen von über 3 g bei Autoimmunerkrankungen oder bei Behandlung mit Immunsuppressiva.

REZEPT-TIPP:

Tragant beim Kochen und Backen

Die gepulverte Wurzel von Tragant ist zuckerreich und bildet unter Wasserzugabe ein Gelee, das als Dickungsmittel beim Kochen eingesetzt werden kann. Tragant dient als Stabilisator bei Salatsaucen und als Geleeersatz beim Backen. Man kann mit der Zugabe von Tragant Eiscreme weicher machen. Tragant ist auch eine gutes Modelliermarzipan. Allerdings kann es nur einmal ausgerollt werden, danach wird es bröckelig.

Tulsi

(Ocimum Sanctum, Indisches Basilikum)

Die indische Göttin Tulasi kam der Sage nach in Gestalt dieser Pflanze auf die Erde, um der Menschheit zu dienen. Sie ist eine Manifestation Lakshmis, der Göttin des Reichtums und der Liebe.

Tulsi ist in Indien eine heilige Pflanze, die vor allem zum Zubereiten von Tee genutzt wird. Sie hat einen angenehmen aromatischen Geschmack, weshalb sie zur täglichen Anwendung auch über längere Zeit hinweg ausgezeichnet geeignet ist.

Die Pflanze stärkt das Immunsystem und verbessert die Verdauung. Sie hat vorbeugende Wirkung bei Erkältungskrankheiten.

Auffällig ist ihre starke Wirkung auf das zentrale Nervensystem. Tulsi klärt die Gedanken, wirkt stimmungsaufhellend und verbessert die Erholungszeit nach Schädel-Hirn-Trauma. Diese Eigenschaft ist seit Jahrhunderten bekannt. Auch in Europa wird sie schon seit dem Mittelalter als Heilpflanze eingesetzt. Im Kräuterbuch des Matthioli heißt es über Tulsi: »Ist gut den traurigen Menschen/die mit schwerer Fantasie umgeben«. Diese Wirkung konnte mittlerweile auch wissenschaftlich bestätigt werden. Man fand dabei heraus, dass Tulsi Angst lindert, die Stressbelastbarkeit erhöht, das Gedächtnis und die Konzentrationsfähigkeit verbessert.[168]

Wie entsteht diese breite Wirksamkeit? Tulsi enthält ätherische Öle, Ursolsäuren, Antocyane und Polysaccharide, Flavonoide, Gerbstoffe und Saponine. Diese Stoffe sind antioxidativ, antibakteriell sowie entzündungshemmend wirksam und stärken das Immunsystem.[169] Man hat herausgefunden: Wenn gesunde Menschen vier Wochen lang Tulsi zu sich nehmen, findet man in ihrem Blut eine statistisch signifikant erhöhte Anzahl von Immunzellen, die man für die Infektabwehr braucht.[170]

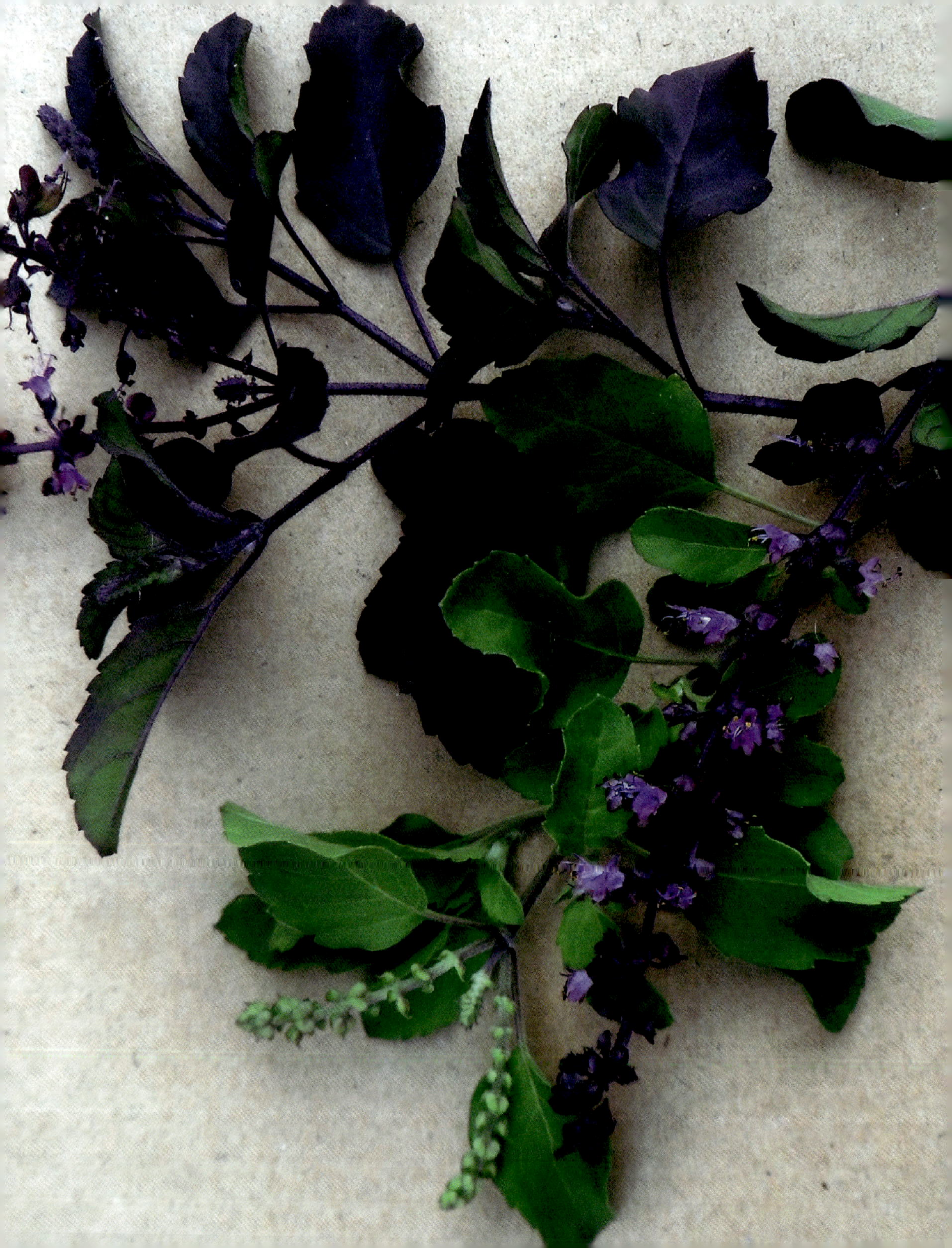

ANWENDUNG:

Man mischt 2 TL Pulver täglich in Smoothies oder streut sie über Speisen.

Tee: 1 TL Pulver mit 250 ml heißem Wasser aufbrühen und bis zu 10 Min. ziehen lassen.

REZEPT-TIPP:

Aromatisches Tulsi-Pesto

2 Handvoll frisches Tulsi (alternativ Basilikum)
2 EL Tulsipulver
100 g rohe Mandeln
1 Knoblauchzehe
50 ml Olivenöl
Abrieb einer Zitrone
Salz und Pfeffer

Blätter waschen und mit Pulver, Mandeln und Knoblauch in den Mixer geben.

Olivenöl und Zitrone dazugeben und mit Salz und Pfeffer abschmecken.

Aktivatoren

Sie sind Wachmacher, die Kraft geben und einen länger durchhalten lassen und die als Ersatz für Genussmittel wie Kaffee oder schädigende Stimulanzien eingesetzt werden können. Sie sollen uns aktivieren und unsere Leistungsfähigkeit nachhaltiger und schonender unterstützen.

Guaraná

(Paullinia cupana)

Der Guaraná-Strauch wächst im Amazonasgebiet und zieht mit seinen knallroten Blüten alle Blicke auf sich. Dieses Seifenbaumgewächs ist nach dem Volk der Guaraní benannt, das aus den Samen der Früchte traditionell belebende Getränke und eine Paste herstellt, die an Schokolade erinnert, aber vor allem medizinisch genutzt wird.

Diese Samen der Guaraná enthalten knapp vier Prozent Koffein, das ist eine hohe Menge, die dann, wenn sie in Kaffeebohnen enthalten wäre, eine sehr schnell anflutende aktivierende Wirkung entfalten würde. Bei Guaraná läuft diese langsamer, sanfter und nachhaltiger ab und kann stundenlang anhalten. Sie ist im Gegensatz zu Kaffee auch stärker im geistigen Bereich spürbar. Man ist wach und aufmerksam und kann sich gut konzentrieren. Hingegen fallen Nebenwirkungen des Kaffees wie Nervosität, Zittern oder Aufgeregtsein viel gedämpfter aus. Die belebende Wirkung von Guaraná ist sichtlich nicht auf seinen Koffeingehalt beschränkt, wie man in einer Studie zeigen konnte. Im direkten Vergleich mit Koffein und Zucker steigert Guaraná zusätzlich die Aufmerksamkeit und Konzentrationsfähigkeit.[171]

Guaraná hat noch andere wertvolle Inhaltsstoffe: Proanthocyanide, Catechin und Epicatechin, die antioxidativ wirken. Dazu Saponine, die schleimlösende und entzündungshemmende Eigenschaften haben. Sie dämpfen das Hunger- und Durstgefühl, wirken fiebersenkend und verdauungsfördernd.[172]

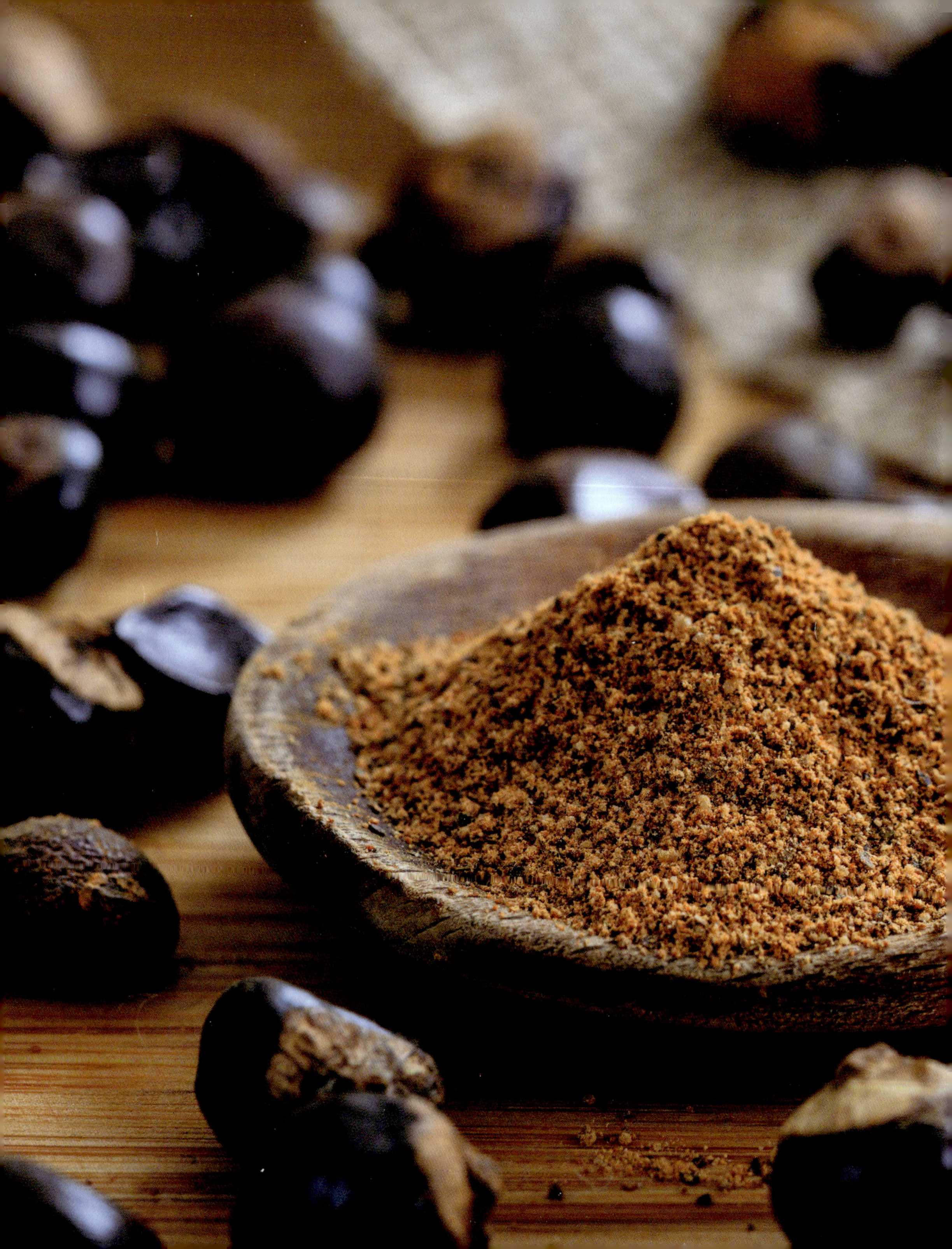

ANWENDUNG:

Eine Einnahme von 2 TL täglich wird empfohlen.

Eine Einnahme von bis zu 4 g täglich wird empfohlen.

Eine Einnahme von bis zu 500 ml Limonade oder 10 ml Sirup wird empfohlen.

ZU BEACHTEN:

Nicht einnehmen in der Schwangerschaft und Stillzeit sowie bei Bluthochdruck oder chronischen Kopfschmerzen. Mehr als 20 g Guaraná können aufgrund des Koffeingehaltes erhöhte Reizbarkeit und Schlafstörungen auslösen.

REZEPT-TIPP:

Belebende Guaraná-Latte

½ TL Guaranápulver
½ TL Kurkumapulver
3 TL Mandelmilch
250 ml Mandelmilch

Guaranápulver und Kurkumapulver in 3 TL Mandelmilch einrühren.

Restliche Mandelmilch erwärmen, gegebenenfalls aufschäumen und beides zusammenrühren.

Kakao

(Theobroma cacao)

Der Kakaobaum kann bis zu 15 Meter hoch werden. Er ist ein Malvengewächs, das in warmen und feuchten Zonen der Erde heimisch ist. Schon die Mayas und Azteken kannten ihn und nutzten seine Früchte. Große Beliebtheit erlangte er bei den Olmeken Mexikos, die schon tausend Jahre vor Christus Kakao zubereiteten. Sie verwendeten dafür das vergorene Fruchtfleisch, in das die Samen gebettet sind. Nach Entfernung der Samen wurde daraus ein alkoholhaltiges Getränk gebraut.

Bei uns hat sich der Kakao als Getränk etabliert, das mit Kuhmilch und viel Zucker zubereitet wird. Durch diese Beigabe geht die Hauptwirkung des Kakaos jedoch verloren. Gelingt es uns aber, den Kakao in Wasser oder mit etwas Pflanzenmilch zu uns zu nehmen, werden dabei verstärkt die belebenden Inhaltsstoffe spürbar: 2,5 Prozent Theobromin und jeweils bis 0,5 Prozent Koffein, Tannine, Histamin, Serotonin, Dopamin und Tryptophan. Diese Mischung aktiviert unsere Neurotransmitter. Sie weckt auf und hebt die Stimmung, verbessert das Konzentrationsvermögen und das Langzeitgedächtnis. Man konnte nachweisen: Menschen, die über einen längeren Zeitraum hinweg regelmäßig Kakao trinken, leben länger und haben weniger Zivilisationskrankheiten wie Herz-Kreislauf-Erkrankungen, Diabetes und Krebs. Dafür scheint ein farbloses Flavonoid verantwortlich zu sein, welches im Kakao in besonders hoher Menge enthalten ist: das Epicatechin.[173]

Kakao wird aus den Bohnen gewonnen. Er enthält neben den belebenden Substanzen zahlreiche weitere wertvolle Inhaltsstoffe. 100 g Kakaobohnen weisen einen Gehalt von 400 mg Magnesium, 7 g Eisen und 160 mg Kalzium auf, 30 g Ballaststoffe und dazu noch zahlreiche Antioxidantien. Kakao ernährt mit seinen Polyphenolen günstige Bakterien in unserem Darm. Und er ist reich an Vitamin D_2[174], das in unserem Körper zu Vitamin D_3 umgewandelt werden kann. Auch das erklärt seine positive

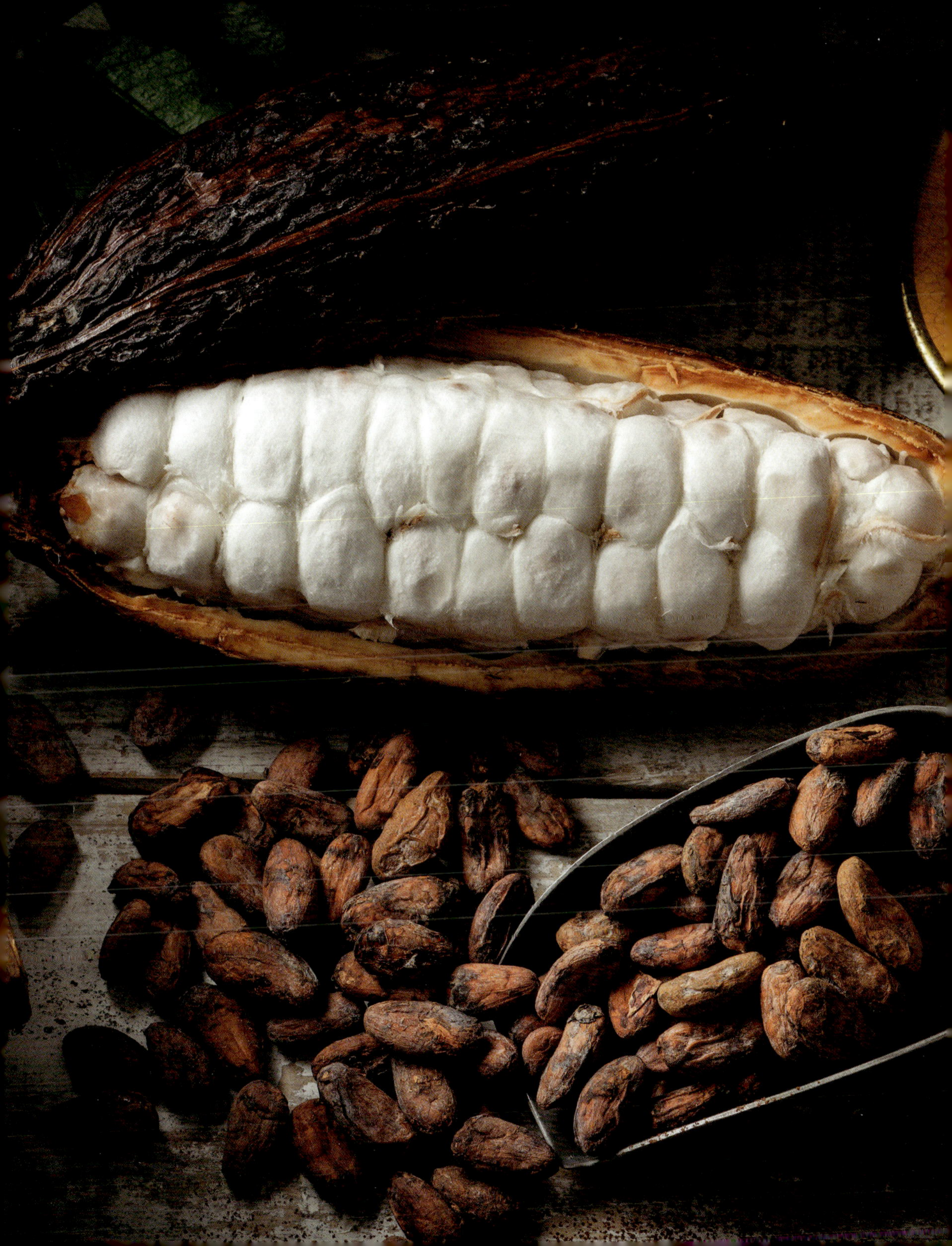

Wirkung auf unser Hormon- und Immunsystem.

Man unterscheidet beim Kakao zwischen drei Arten. Der Konsumkakao ist der Forastero (der Fremdling) aus den Regenwäldern, aus dem ein Großteil des weltweit vertriebenen Kakaos hergestellt wird. Wertvoller ist der Criollo (der Einheimische). Die Bäume sind wenig ertragreich, doch die Früchte sind geschmacklich intensiv. Dann gibt es noch den Trinitario (aus Trinidad), eine Sorte, die in der Mitte zwischen den beiden anderen steht. Man kann die einzelnen Untergruppen des Kakaos im Fachhandel erwerben.

ANWENDUNG:

Die Bohnen sind nicht geröstet und eignen sich zur Herstellung von Schokolade. Man kann sie aber auch als Snack essen. Eine Einnahme von bis zu 30 Bohnen täglich wird empfohlen.

Die empfohlene Tagesdosis beträgt bis zu 5 TL.

REZEPT-TIPP:

Heiße Schokolade

200 ml Pflanzenmilch
50 ml lauwarmes Wasser
1 TL rohes Kakaopulver
1 Prise Kurkumapulver
1 Prise Ceylon-Zimt-Pulver

Milch in einem Topf erwärmen.

Lauwarmes Wasser, Kakaopulver, Kurkumapulver, Zimtpulver verrühren und mit der Milch vermischen.

Schisandra

(Schisandra chinensis, Chinesisches Spaltkörbchen)

An der Grenze zwischen Russland und China lebt das Volk der Nanai, deren Jäger die Samen und Früchte des Chinesischen Spaltkörbchens benutzen, um länger wach zu bleiben, Hunger und Durst länger durchstehen zu können und die Nachtsicht zu verbessern. Schisandra war eine der Arzneien, die man in Russland Piloten und U-Boot-Besatzungen bei ihren Einsätzen verabreichte. In der Nachkriegszeit begannen russische Forscher die Effekte dieser Pflanze näher zu untersuchen.

Schisandra ist eine Kletterpflanze, die bis zu acht Meter hoch werden kann. Ihre Beeren nennt man auch »Beeren der fünf Geschmacksrichtungen«: Die Schale ist süß, sauer und ein bisschen salzig, und wenn man sie länger kaut, wird sie bitter und schmeckt würzig nach Umami, dem Geschmack von Fleisch. Schisandra heißt in China Wuweizi. Sie kann jedes der Elemente, die im Körper harmonisch vermischt sind, unterstützen und ist somit das ideale Nahrungsmittel.

Die Pflanze hat mehrere positive Einwirkungen auf den Körper. Sie enthält viele Antioxidantien, gibt dem Körper Kraft und lässt ihn länger durchhalten, schützt die Leber vor Toxinen und hilft bei Atemproblemen. Sie schützt das Nervensystem, das Herz und den Magen, hilft gegen oxidativen Stress und gegen radioaktive Strahlung, außerdem gegen Arterienverkalkung. Schisandra wirkt gefäßerweiternd, antientzündlich, antiallergisch und immunstärkend.[175]

Schisandrabeeren sind reich an Vitamin C und anderen Antioxidantien sowie an Vorstufen von Nebennierenhormonen. Über diese Wirkung kann die Pflanze den Blutdruck regulieren helfen. Auch im Gehirn entfaltet sie eine positive Wirkung, indem sie die Merkfähigkeit und das Konzentrationsvermögen erhöht.[176]

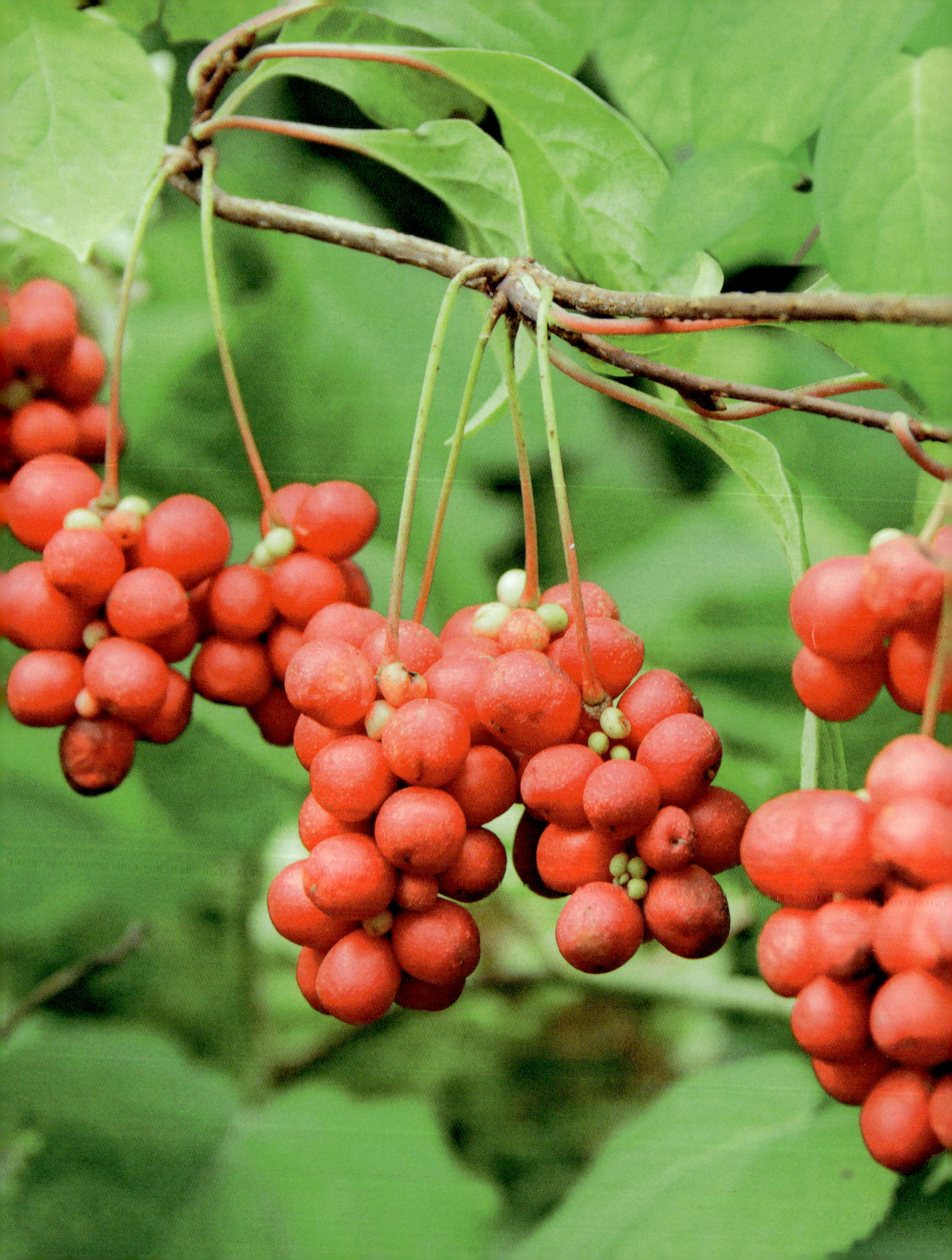

ANWENDUNG:

Man kann das chinesische Spaltkörbchen im Gartenmarkt kaufen und im Garten einpflanzen. Die attraktive Kletterpflanze verschönert Pergolen, Rankgitter und Spaliere. Die Blätter können für Tee geerntet werden.

Tee: 1 EL geschnittene Blätter mit 250 ml Wasser aufbrühen und 15 Min. ziehen lassen.

Die Früchte können im Spätsommer geerntet und frisch gegessen oder zu Marmelade, Gelee und Saft verarbeitet werden.

Eine Einnahme von maximal 10 Beeren täglich wird empfohlen. Sie schmecken ungewöhnlich. Es heißt, dass man sie 100 Tage lang kauen muss, bis sich ihre Wirkung entfaltet hat. Es können auch bis 2 TL Beeren täglich in Speisen eingerührt werden.

Man kann die Beeren zudem frisch oder getrocknet und gemahlen als Pulver kaufen.

Tee: 1 TL getrocknete Beeren mit 250 ml heißem Wasser aufbrühen und 20 Min. ziehen lassen. Oder 1 TL getrocknete Beeren in 250 ml Wasser geben und 6 Std. kalt ausziehen lassen. Mit Zitronensaft und Minze würzen.

Eine Einnahme von bis zu 2 TL täglich wird empfohlen.

Eine Einnahme von bis 1 g täglich wird empfohlen.

ZU BEACHTEN:

Nicht einnehmen in der Schwangerschaft und Stillzeit sowie bei bekannter Epilepsie.

Suma

(Pfaffia paniculata)

Im Amazonasgebiet gibt es mehrere Pflanzen, die aktivierend und belebend sind und als Aktivatoren genutzt werden. Unter ihnen bildet Suma, ein Fuchsschwanzgewächs, eine bodennahe Pflanze mit kleinen weißen Blüten, die auffallend große Wurzeln hat, eine Sonderstellung. Ihre Wurzel hat so viele medizinisch vorteilhafte Wirkungen, dass man sie häufig auch als »brasilianischen Ginseng« bezeichnet, obwohl mit dieser Pflanze keine botanische Ähnlichkeit besteht.

Man nennt sie »para toda«: Gut für Alles. Sie ist also ein Allheilmittel, das kurz nach dem Genuss Auftrieb verleiht, die Stimmung verbessert, das Denkvermögen und die Konzentrationsfähigkeit aktiviert. Lebensmut kehrt wieder zurück. Die Wirkung ist besonders eindrucksvoll nach Krankheiten bei Schwäche und Erschöpfung. Plötzlich bekommt man wieder Appetit, hat neue Pläne, aber auch die körperliche Kraft, sie umzusetzen. Man kann wieder Muskulatur aufbauen, das Immunsystem funktioniert, und die Hormondrüsen beginnen zu arbeiten.

Wie diese Wirkung entsteht, ist noch nicht gut erforscht worden. Man weiß nur, dass die Pflanze viele hormonähnliche Inhaltsstoffe aufweist, die insgesamt auf eine androgene Wirkung zielen. Im Tierversuch konnte man nachweisen, dass Suma eine allgemein aktivierende Wirkung und eine Steigerung der Geschlechtstätigkeit zur Folge hat.[177] Auch beim Menschen scheint das der Fall zu sein. Traditionell wird Suma als Aphrodisiakum genutzt.

Außerdem hat man festgestellt, dass die Sumawurzel ungewöhnlich vitalstoffreich ist. Sie enthält über 150 wichtige Nährstoffe, darunter Eisen, Magnesium, Kobalt, Silizium und Zink sowie Germanium. Sie ist auch reich an den Vitaminen A, B_1, B_2, E, K und Pantothensäure.

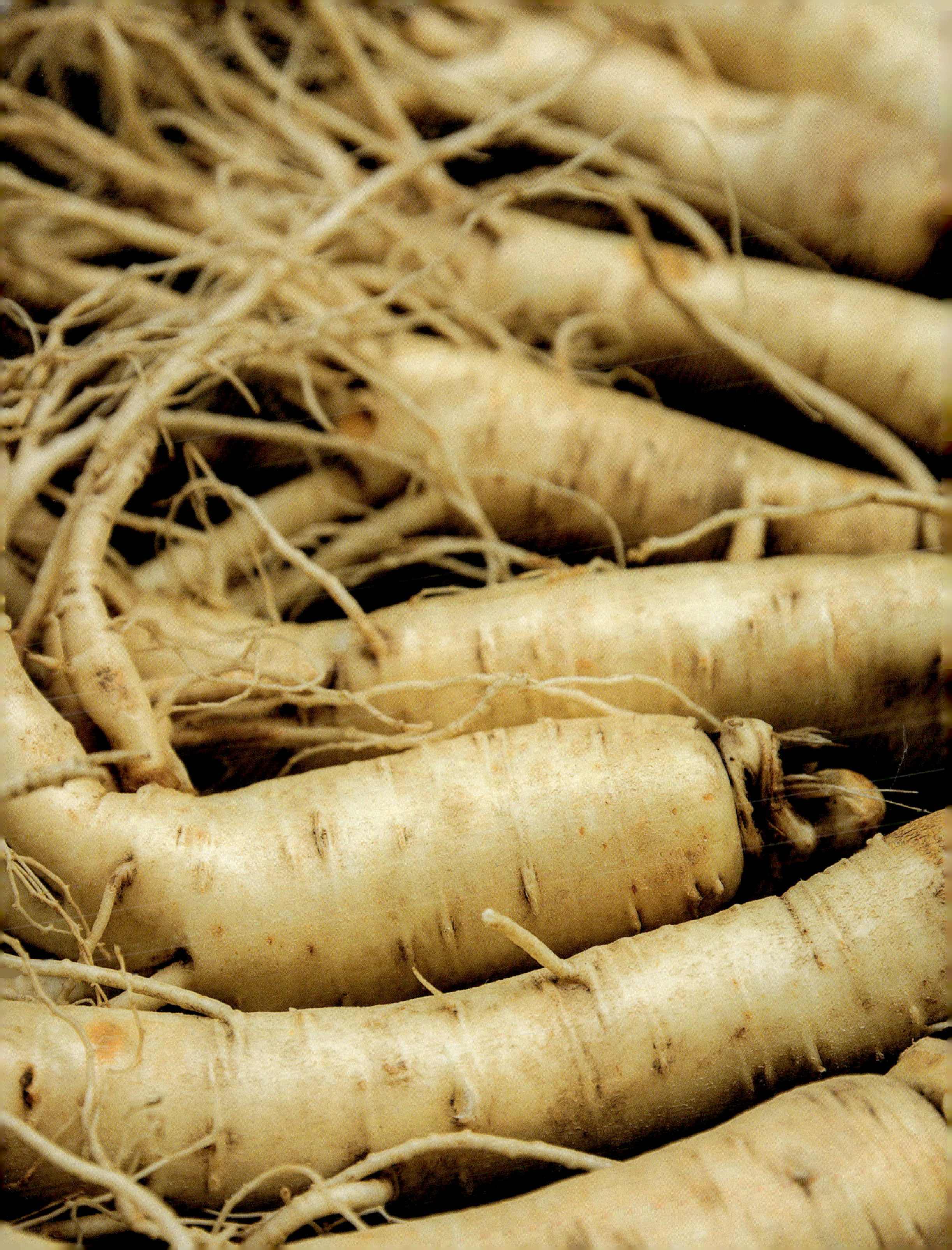

ANWENDUNG:

Eine Einnahme von bis zu 300 mg täglich wird empfohlen.

Tee: 200 ml Wasser zum Kochen bringen und herunterkühlen, bis es handwarm ist. 1 EL Orangensaft, 1 TL Sumapulver und ½ TL Zimt dazugeben.

Eine Einnahme von bis zu 1 g täglich wird empfohlen.

ZU BEACHTEN:

Nicht einnehmen in der Schwangerschaft und Stillzeit.

REZEPT-TIPP:

Suma-Power-Shake

1 TL Suma
½ kg Bananen
½ l Orangensaft
1 Tasse frische Spinatblätter
2 EL Koriander
2 EL Minzblätter
1 EL Hanfpulver

Im Mixer in 30 Sekunden zum Smoothie verarbeiten.

Taigawurzel

(Eleutherococcus senticosus, Sibirischer Ginseng)

Die Taigawurzel ist ein in Sibirien, Japan, dem nördlichen China und Korea weit verbreiteter Strauch mit wenig Blättern und schwarzen weintraubenartigen Früchten. Ihre Wurzel wird seit vielen Jahrhunderten medizinisch genutzt. Taigawurzel war die erste Pflanze, die als Adaptogen geprüft wurde. Sie gilt als allgemeines Stärkungsmittel, mit dem man die Leistung steigern und die Stimmung heben kann.

In den indischen Veden heißt es: »Sie verleiht dem Menschen die Stärke eines Pferdes, eines Maultiers, einer Ziege, eines Schafbocks und die eines Stiers. Dieses Kraut wird dich so sehr mit lustvoller Stärke erfüllen, dass du in der Erregung Hitze verströmen wirst wie etwas aus Feuer Gemachtes.«

Die Taigawurzel wird schon im alten chinesischen Arzneibuch Shen-Nung aus dem 2. Jahrhundert nach Christus erwähnt. Man nennt sie in China gerne Ginseng, sie gehört aber nicht zur Ginseng-Familie und hat mit dem Koreanischen Ginseng nichts gemein. Die hormonelle Wirkung ist bei der Taigawurzel schwächer ausgeprägt als beim Koreanischen Ginseng, weshalb sie auch ohne Probleme von Männern und Frauen konsumiert werden kann.

In Russland findet die Wurzel in der Volksmedizin seit langer Zeit einen Einsatz zur allgemeinen Leistungssteigerung und zur Förderung der Entgiftungsfunktionen des Körpers. Nach dem Atomunfall von Tschernobyl wurden deshalb auch von der Regierung flächendeckend Taigawurzelextrakte eingesetzt, um die Strahlenwirkung abzumildern.

Die Wurzel enthält Eleutheroside, die hormonell eine androgene und auch etwas östrogene Wirksamkeit ausüben. Eleutherosid B ist zudem angstlösend und immunmodulierend.

Die Hauptwirkung der Taigawurzel ist, dass sie Kraft bei Erschöpfung und Burn-out verleiht und bei körperlicher Anstrengung die Erholungszeit ver-

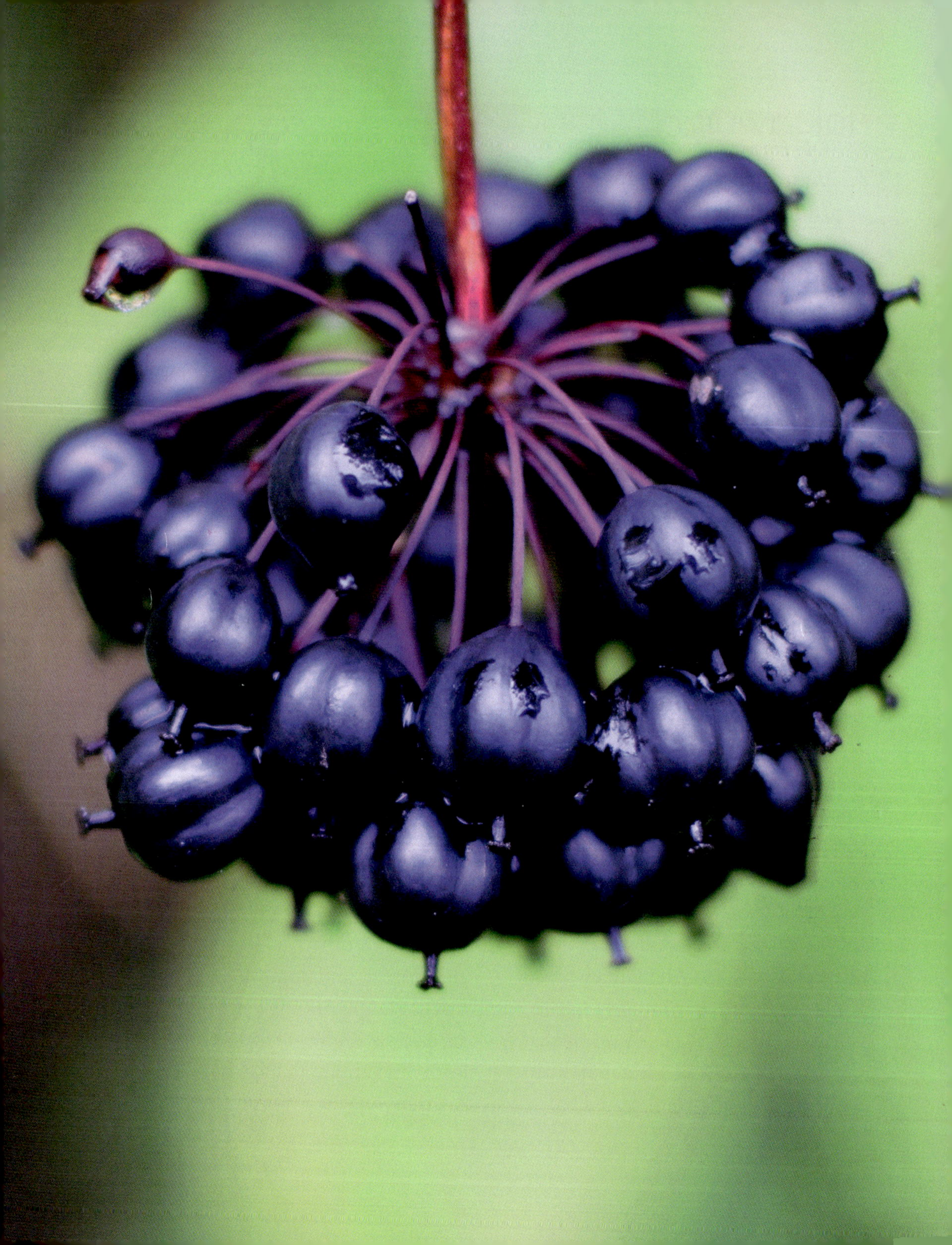

kürzt.[178] Sie erhöht die Aufmerksamkeit und Lernfähigkeit[179], schützt die Leber, den Magen, wirkt gegen oxidativen Stress und radioaktive Strahlung, gegen Arterienverkalkung, beugt Diabetes vor, wirkt antientzündlich und antiallergisch.[180]

ANWENDUNG:

Tee: 1 TL mit 150 ml heißem Wasser aufbrühen und 10 Min. ziehen lassen. 1–2-mal täglich eine Tasse trinken.

Eine Einnahme von bis zu 2 g täglich wird empfohlen.

ZU BEACHTEN:

Empfohlen wird eine Einnahmezeit von 4 Wochen. Danach wird 2 Wochen pausiert, bis man wieder mit der Einnahme beginnen kann. So lässt sich die Wirkung steigern.

Wenn Sie die Einnahme durchgehend einsetzen, wird häufig empfohlen, nach 3 Monaten auf ein anderes Adaptogen umzuwechseln und nach weiteren 3 Monaten wieder zur Taigawurzel zurückzukehren.

Anhang

Bezugsquellen

Die folgenden Anbieter liefern zahlreiche in diesem Buch genannte Pflanzen als getrocknete Blätter, in Form von Extrakten oder als Pulver und auch in Kapseln. Sie bieten außerdem adaptogene Mischungen an. Die Webseiten liefern zum Teil auch Rezepte zur Zubereitung von Getränken oder Hinweise und Tipps, wie Adaptogene in Speisen integriert werden können. Alle genannten Bezugsquellen sind Beispiele, mit denen ich gute Erfahrungen gemacht habe. Sie bekommen die ab Seite 183 genannten Präparate und weitere Mittel mit den gleichen oder ähnlichen Wirkstoffen auch bei anderen Anbietern.

www.biofeel.de

www.biotiva.myshopify.com

www.dragonspice.de

www.dr-ehrenberger.eu

www.extraktmanufaktur.de

www.fairvital.de

www.gaiaherbs.com

www.herbathek.de

www.kraeuterhaus.de

www.terraelements.de

www.vom-achterhof.de

www.zimmerli-adaptogene.ch

Hier bekommen Sie Vitalpilze:

www.pilzbrut.de

www.plantavis.ch

www.sahmara.de

www.vitalpilze-naturheilkraft.de

Produkte und Kombinationspräparate

Bitte beachten: Auf den folgenden Seiten werden verschiedene Produkte und Kombinationspräparate vorgestellt und wirksame Arzneien genannt, die sich in meiner Praxis bewährt haben. Alle genannten Mittel sind Beispiele, es gibt weitere Mittel mit den gleichen oder ähnlichen Wirkstoffen.

HORMONBILDNER

Ashwagandha

Pulver: u.a. Ashwagandha (Biofeel) | Ashwagandha (Biotiva) | Ashwagandha (Terraelements)

Kapseln: z.B. Ashwagandha 300 mg (Bärbel Drexel) | Ashwagandha Royal 300 mg (Vitality Nutritionals) | Bio Ashwagandha 545 mg (Ayumeda)

Bockshornklee

Frische Pflanzen und Tees: u.a. Bockshornklee (Gülcan) | Bockshornklee (Biotiva) | Biobockshornklee (Gewürze der Welt)

Kapseln: z.B. Bockshornklee 500 mg (Anastore) | Fenugreek Seed 610 mg (Natures Way) | Fenugreek 610 mg (Piping Rock)

Damiana

Frische Pflanzen und Tees: u.a. Damianablätter (Vita Natura) | Damianablätter (vom Achterhof) | Wild Damiana (Real Leaf)

Kapseln und Tabletten mit Trockenextrakt: z.B. Damiana 450 mg (Zeinpharma) | Libologes 225 mg (loges)

Maca

Pulver: u.a. Organic Maca Root (Vitality) | Maca (Bulk Powders)

Kapseln: z.B. Maca Gold 570 mg (Zein Pharma) | Maca 2500 mg (Gloryfeel)

Panax ginseng

Pulver: u.a. Ginseng (Allcura) | Ginseng (Alsiginseng)

Roter koreanischer Ginseng (Dorado)

Kapseln: z.B. Biologischer Ginseng 200 mg (Anastore) | Roter Ginseng 300 mg (Biotikon) | Panax ginseng 500 mg (Now)

Pinienpollen

u.a. Original Pine Pollen (Bullk) | Pinienpulver (terraelements) | Kanadische Kiefernpollen-Tinktur (ergomax)

Rotklee

Kapseln: z.B. Rotklee Isoflavon 40 mg (Kräuterhaus Sanct Bernhard) | Rotklee 40 mg (Gall Pharma) | Rotkleekapseln 40 mg (Vitalsan)

Shatavari

Pulver: u.a. Bio Shatavari (Biofeel) | Bio Shatavari (terraelements)

Kapseln: z.B. Shatavari 400 mg (Organic India) | Bio Shatavari 545 mg (Ayumeda) | Shatavari 280 mg (Cosmoveda)

Süßholzwurzel

Pulver: u. a. Fine Licorice Powder (Johan Bülow) | Süßholzwurzel gemahlen (Krauterie) | Lakritzpulver (Azafran)

Kapseln: z. B. Süßholzwurzel 320 mg (bios) | Licorice Root 450 mg (Piping Rock) | Licorice 500 mg (Natures plus)

Yamswurzel

Pulver: u. a. Yamswurzelpulver (G&M Naturwaren)

Kapseln: z. B. Wilde Yams Presslinge 345 mg (Bärbel Drexel) | Wild Yam 415 mg (Echt Vital) | Yamswurzel 500 mg (Gall Pharma)

Kombinationspräparate u. a.

Bio Day Harmony (Ayumeda):
Ashwagandha, Shatavari und Tulsi: Gleicht nach den Vorstellungen des Ayurveda die drei Doshas aus und führt damit in die eigene Mitte zurück.

Staminotax: (Surpresa Natural)
Ashwagandha, Ginseng, Erdburzeldorn, Maca, Sabalfrüchte und Wilde Yamswurzel

Maca Plus (Amaiva)
Maca, Erdburzeldorn und Ashwagandha.

Erotisan Manneskraft (Kräuterhaus Sanct Bernhard)
Damiana, Guaraná, Potenzholz und Sabalfrüchte

Hormon-Fit (Sonnengrün)
Maca, Ashwagandha, Shatavari, Quinoa, Camu-Camu, Eryfly, Halit, Apfelpektin

Andro plus (lebenskraftpur)
Cordyceps, Maca, Erdburzeldorn, Passionsblumenextrakt, Hanf und die Aminosäuren Phenylalanin und Arginin

NERVENSTÄRKER

Baldrianwurzel

Kapseln: u. a. Nachtruhe Baldrian Schlafdragees 150 mg (omnivit) | Baldrian extrakt 322 mg (Kneipp) | Baldrian forte 600 mg (Klosterfrau)

Brahmi

Pulver: z. B. Brahmi (terraelements) | Brahmi (Biotiva) | Bio Brahmi (Biofeel)

Kapseln: u. a. Brahmi 340 mg (Cosmoveda) | Bio Brahmi 500 mg (Biofeel) | Brahmi 500 mg (Evitashop)

Johanniskraut

Kapseln: z. B. Johanniskraut 125 mg (Bombastus) | Johanniskraut 425 mg (Madaus) | Johanniskraut 500 mg (tetesept)

Juckbohne

Kapseln und Tabletten: u. a. Mucuna pruriens Extrakt 250 mg (Vitaworld) | Mucuna DOPA 250 mg (Biovea) | Dopa Mucuna 350 mg (Piping Rock)

Kava-Kava

Kapseln: z. B. Kava-Kava-Extrakt 100 mg (Provitas) | Kava-Kava Root 225 mg (Gaia) | Kava-Kava-Extrakt 250 mg (Now)

Lavendel

Kapseln mit Lavendelöl: u. a. Lasea 80 mg (Dr. Wilmar Schwabe) | Lavender 80 mg (Lindens) | Lavender Oil 80 mg (Nutritional Food Supplement)

Extrakt aus Blüten und/oder Blättern: z. B. Lavendelnervenkraut 300 mg (Vitalleben) | Lavendelextrakt 400 mg (mc vital) | Lavender Flower 400 mg (Swanson)

Löwenmähne

Getrocknete Pilze: u. a. Maitake getrocknet Bio (Pilze Wohlrab)

Pulver: z. B. Bio Hericium (Terra Elements) | Hericium Pilz Pulver Bio (Hanoju) | Bio Hericium erinaceus (Biotiva)

Kapseln: u. a. Bio Hericium Erinaceus 250 mg (Sunday Natural) | Hericium 250 mg (Biotiva) | Hericium Extrakt 300 mg (Hawlik)

Rosenwurz

Kapseln: z. B. Rhodiola rosea 100 mg (Sunday natural) | Rhodiola root 200 mg (Piping Rock) | Rhodiola rosea 400 mg (Anavital)

Rosmarin

Kapseln: u. a. Bio Rosmarin 254 mg (Anatis) | Rosmarin-Extrakt 350 mg (Bios) | Rosemary Leaves 400 mg (Piping Rock)

Öl: z. B. Rosmarinöl wild (Sunday Natural) | Rosmarinöl (Primavera) | Rosmarinöl (Spitzner)

Kombinationspräparate z. B.

Pirami Ney: Dies ist eine Form medizinischer Butter, die man in Indien besorgen kann. Hier findet sich Brahmi mit Kalmus und Galgant gemischt als Tripeltherapie gegen nervöse Unruhe, Gedächtnisschwäche und Krampfleiden.

Adaptologes (loges): Rosenwurz, Schisandra und Taigawurzel

Adaptogon (Wohldorff): Ashwagandha, Rosenwurz und Taigawurzel

Gehirn & Geistige Leistung von Dr. med. Michalzik (Biotikon): Diese Kombination von Ashwagandha, Rosenwurz, Rosmarin enthält auch OPC als Antioxidans, Kurkuma und Pantothensäure.

Stressresistenz nach Dr. med. Michalzik (Biotikon): Ashwagandha, Rosenwurz, Reishi, Cordyceps, Grüntee und Pantothensäure sowie Vitamine B_2, B_6, B_{12} und Folsäure

Adapto Max (Dr. Hittich): Ashwagandha und Rosenwurz in einer Kapsel mit Vitamin B_1

Neuro-Adapt nach Donald R. Yance (Kopp Vital): Ginseng, Taigawurzel, Maca, Ashwagandha, Schisandra, Süßholzwurzel, Rosenwurz, Cordyceps mit Rheum, Ginkgo, Grüntee und Haferstroh

Stress relax (lebenskraftpur): Ashwagandha und Rosenwurz mit Zusätzen von Vitalstoffen (Vitamin C, B_3, B_5, Zink und Magnesium) sowie das Antioxidans Astaxanthin

ANTI-AGER

Affenbrotbaum

Pulver: u. a. Bio Baobab (terraelements) | Organic Baobab (Vitality) | Baobab (Piura)

Amla

Pulver: z. B. Amalaki Churna Bio (Cosmoveda) | Bio Amalaki Churna (Classic Ayurveda) | Bio-Amlapulver (Radico)

Kapseln: u. a. Amla Max 500 mg (Dr. Hittich) | Amla 500 mg (Biotiva) | Amla C 500 mg (Himalaya)

Öl: z. B. Amla Öl (Alvia) | Amla Haaröl (Piping Rock) | Amla Gold Hair (Dabuir)

Guduchi

Pulver: u. a. Guduchi Churna (Classic Ayurveda) | Guduchi Churna bio (Herbathek) | Guduchi (Ayurda)

Kapseln: z. B. Guduchi 270 mg (Cosmoveda) | Bio Guduchi Extrakt 545 mg (Ayumeda)

Gotu Kola

Pulver: u. a. Bio Gotu Kola (Bio Feel) | Bio Gotu Kola (vitalundfitmit100) | Bio Gotu Kola (myvial)

Kapseln: z. B. Gotu Kola 435 mg (Swanson) | Gotu Kola 475 mg (Natures Way) | Gotu Kola Extrakt 500 mg (Fairvital)

He Shou Wu

Pulver: u. a. Bio Fo Ti (terraelements) | Bio He Shou Wu (Regenbogenkreis) | Fo Ti Wurzelpulver (Biosamara)

Kapseln: z. B. Fo Ti 560 mg (Now) | Fo Ti Extrakt 610 mg (Vitabay) | Fo Ti Wurzel 1000 mg (Piping Rock)

Holunderbeeren

Pulver: u. a. Holunder Fruchtpulver (Phytochem) | Holunder Fruchtpulver (Vitaragna)

Kapseln: z. B. Black Elderberry Extract (Piping Rock) | Holunder 770 mg (Phytostandard) | Schwarzer Holunder Immunschutz 100 mg Filmtabletten (Alsiroyal)

Saft: u. a. Bio Holunderbeeren Vitalsaft (Kräuterhaus Sanct Bernhard) | Holundersaft (Haschberg) | Holundersaft (Voelkel)

Jiaogulan

Tees: z. B. Jiaogulan (terraelements) | Jiaogulan (Puraveda) | Jiaogulan Kraut (Herbathek)

Kapseln: u. a. Jiaogulan 500 mg (Fairvital) | Jiaogulan Vita 345 mg (Cellavita)

Moringa

Pulver: z. B. Moringa (Purewell) | Bio Moringa (Biofeel)

Kapseln: u. a. Moringa Dr. med. Michalzik 400 mg (Biotikon) | Bio Moringa 450 mg (Vitactiv) | Moringa 500 mg (Kräuterhaus Sanct Bernhard)

Tabletten: z. B. Bio Moringa 500 mg (terraelements)

Sanddorn

Saft: u. a. Sanddornelixier (Weleda)

Mark: z. B. Sanddornmark (Viani) | Sand-

dornmark (Paul Schrader) | Sanddornhonig (Bremer Gewürzhandel)
Pulver: u. a. Wild Sanddornfruchtpulver (Natura borealis) | Sanddornpulver (Naturprodukte MV.de)
Kapseln: z. B. Sanddorn 500 mg (fairvital)

Turkey Tail
Pulver: u. a. Bio Coriolus (Vitalpilze Chiemsee) | Coriolus (Hawlik)

Kombinationspräparate z. B.
Triphala: Es handelt sich hier um die bekannteste Kräutermischung des Ayurveda für Langlebigkeit und ewige Jugend. Neben Amla beinhaltet sie zwei weitere Früchte: Haritaki und Bibhitaki.
Medhya Rasayana: Dieses Kombinationspräparat aus Brahmi, Gotu Kola, Panax Ginseng und Ashwagandha wird in Indien gegen Stress, als Verjüngungsmittel und als Arznei bei Lern- und Konzentrationsstörungen eingesetzt.
Adaptogen plus (lebenskraftpur): Rosenwurz, Panax, Schisandra, Ashwagandha, Tulsi, Löwenmähne und Goji-Beeren

IMMUNBOOSTER

Camu-Camu
Pulver: u. a. Camu Camu (Edelkraut) | Bio Camu Camu (terraelements) | Camu Camu Raw Powder (Purasana)
Kapseln: z. B. Bio Camu Camu 400 mg (terraelements) | Camu Camu 500 mg Dr. Michalzik (Biotikon) | Camu Camu 500 mg (Unimedica)

Chaga
Trockenpilze und Pulver: u. a. Chaga Pilz Brocken (Sunday Natural) | Chaga Pilz Pulver (Sunday Natural) | Wilder Chagapilz (Chagatee.com)
Kapseln: z. B. Chaga Vitalpilz 420 mg (Biotikon) | Bio Chaga 500 mg Dr. Michalzik (Sunday Natural) | Chaga 500 mg (Fairvital)

Cordyceps sinensis
Pulver: u. a. Bio Cordyceps (terraelements) | Cordyceps Pilz Pulver (Hanoju) | Asiatischer Raupenpilz (Evita)
Kapseln: z. B. Bio Cordyceps 400 mg (terraelements) | Cordyceps forte Dr. Michalzik 400 mg (Biotikon) | Cordyceps 420 mg (Hawlik)

Kalmegh
Kapseln: u. a. Andrographis 300 mg (Natures Way) | Andrographis Extrakt 350 mg (MedicaHerb) | Andrographis 350 mg (Espara)

Mandelpilz
Trockenpilz und Pulver: z. B. Agaricus blazei getrocknet (Pilze Wohlrab) | Agaricus getrocknet (Pilzbrut) | Bio agaricus (Hanoja)
Kapseln: u. a. Agaricus Extrakt 300 mg (Hawlik) | Agaricus blazei murill 620 mg (Pilze Wohlrab)

Morinda citrifolia

Kapseln: z. B. Noni 400 mg (Evitashop) | Noni 410 mg (Piping Rock)

Saft: u. a. Bio Noni de Tahiti (Piowald) | Bio Noni (Medicura) | Tahitian Noni (Morinda)

Purpur-Sonnenhut

Kapseln: z. B. Echinacea 400 mg (Puritans Pride) | Echinacea Extrakt 400 mg (Piping Rock) | Echinacea-Extrakt 4000 mg (Vitabay)

Tabletten: u. a. Echinacea 100 mg Tabletten (Ratiopharm) | Echinacea 275 mg (Dr. Clark) | Echinacea 375 mg (Arkocaps)

Tinktur: z. B. Echinacea liquidum (Ratiopharm) | Echinacea Tropfen (Stada)

Reishi

Trockenpilz und Pulver: u. a. Reishi geschrotet (Pilze Wohlrab) | Reishi (terraelements) | Reishi Extrakt (Hawlik)

Kapseln: z. B. Reishi Extrakt 300 mg (Hawlik) – mit Acerola als Vitamin C-Lieferant | Reishi Extrakt 310 mg (Präventa) | Bio Reishi 400 mg (terraelements)

Tragant

Pulver: u. a. Astragaluswurzel (Piping Rock) | Tragantwurzel geschnitten (Kräuterhaus Eder)

Kapseln: z. B. Astragalus 300 mg (Biogena) | Astragalusextrakt 350 mg Dr. Michalzik (Biotikon) | Astragalus membranaceus 400 mg (Evitashop)

Tulsi

Pulver und Tees: u. a. Tulsi Klarheit (Pukka) | Bio Tulsi (terraelements) | Tulsi Charna (Cosmoveda)

Kombinationspräparate z. B.

Immun-Tonikum Trinkampullen (Medikon): Echinacea, Sanddorn und Holunder sowie B-Vitamine und Vitamin C

Cold-Combat (Sensilab): Holunder, Kalmegh, Saccharomyces (als Probiotikum) und Vitamin C

Immu Adapt nach Donald R. Yance (Kopp Vital): Taigawurzel, Schisandra, Rosenwurz, Reishi, Holunderbeeren, Cordyceps, Ashwagandha, Süßholzwurzel sowie Hagebutte, Weißdorn, Kurkuma, Grüntee und Traubenkernextrakt

AKTIVATOREN

Guaraná

Pulver: u. a. Bio Guaraná (Biofeel) | Guaraná (Herbs of the Gods)

Kapseln: z. B. Bio Guaraná 500 mg (Rab Vitalfood)

Limonade und Sirup: u. a. Guaraná Antarctica | Guaraná (Funky T) | Xarope de Guaraná (Supremus) Sirup zum Herstellen von Limonade

Kakao

Bohnen: z. B. Bio Criollo (Kamelur) | Bio Criollo (terraelements) | Bio Criollo (pureraw)

Pulver: u. a. Bio Criollo (Biofeel) | Bio Criollo (terraelements) | Cocoa Criollo (Becks)

Schisandra

Frische Pflanzen: z. B. Schisandra Beeren (Bremer Gewürzhandel) | Schisandra Früchte Ganz (Naturkräuter) | Schisandra Beeren (Herbis natura)

Pulver: u. a. Bio Schisandra (terraelements) | Schisandra (nutrisslim)

Kapseln: z. B. Schisandra konzentriert 500 mg Dr. Michalzik (Biotikon) | Schisandra 500 mg (Kopp Vital) | Schisandra 500 mg (fairvital)

Suma

Pulver: u. a. Suma (terraelements) | Suma (biosamara)

Kapseln: z. B. Suma 110 mg (Natures Way) | Suma root 400 mg (Swanson) | Suma Brazilian Ginseng 500 mg (Rio Amazon)

Taigawurzel

Wurzel: u. a. Taigawurzel (herbathek) | Taigawurzel (Krauterie) | Taigawurzel (Naturkräuter)

Kapseln: z. B. Sibirischer Ginseng 500 mg (Evitashop) | Eleutherococcus 500 mg (Kopp vital) | Sibirischer Ginseng 2000 mg (SimplySupplements)

Kombinationspräparate u. a.

Magic Mushroom Mix: Kakao, Reishi, Ashwagandha, Zimt, Lucuma

Herr Wachs Coffee Guaraná: Kaffee, Guaraná, Acai, Moringa und Lucuma

Pukka Bio Latte (Pukka): Kakao, Guaraná und Ashwagandha

Koffein-Kakao (koawach)
Kakao mit Guaraná

Kurkuma und Tulsi Schokolade (Lovechok)

Pecan und Maca Schokolade (Lovechock)

Guaraná und Maca Schokolade (medvetna)

Endnoten

Hinweis: Einen ausführlichen Quellennachweis finden Sie zum Download auf der Verlags-Website unter: www.kosmos.de/herbig/powerpflanzen-extras

1 Brekhman "New substances of plant origin" 1969
2 Winslow "Herbs as medicines" 1998
3 Yance "Adaptogens in medical herbalism" 2013
4 Brown "The Rhodiola Revolution" 2004
5 Domene "Effects of adaptogens" 2013
6 Brunner „Soviet Training" 1990
7 Gaffney "Panax ginseng and Eleutherococcus" 2001
8 Awang "The anti-stress potential of North American ginseng" 1998
9 Sengupta "Role of Withania somnifera" 2017
10 Liu "Cassia twig" 2017
11 Huang "Acanthopanax senticosus" 2011
12 Wang "Glycyrrhiza" 2013
13 Lu "Ganoderma lucidum" 2003
14 Chen "Rhodiola" 2015
15 Chanana "Panax quinquefolius" 2016
16 Deshpande "Ashwagandha" 2018
17 Takemoto "Gynostemma" 1983
18 Zhang "Schizandrin" 2014
19 Darbinyan "Rhodiola" 2007
20 Vaishali "Rasayana drugs" 2014
21 Kumar "Withania" 2008
22 Chandrasekhar "Ashwagandha" 2012
23 Bhattacharya "Withania somnifera" 2000
24 Dongre "Ashwagandha" 2015
25 Zhao "Damiana" 2008
26 Feistel "Damiana" 2010
27 Estrada-Reyes "Turnera diffusa" 2009
28 Kumar "Turnera aphrodisiaca" 2005
29 Scaglione "Panax ginseng" 2005
30 Scaglione "Ginseng against influenza" 1996
31 Watanabe "Panax on age related changes" 1991
32 Hong "Korean red ginseng" 2002
33 Oh "Korean red ginseng on sexual arousal" 2010
34 Stone "Maca" 2009
35 Gonzales "Lepidium meyenii" 2002
36 Dording "Maca root" 2015
37 Dording Maca" 2008
38 Gonzales "Lepidium meyenii" 2001
39 Chamawan "Pine Pollen" 2017
40 Saden-Krehula "Vitamin D in pollen of pine" 1987
41 Lu "Trigonella" 2008
42 Gupta "Trigonella" 2001
43 Nathan "Trigonella" 2014
44 Khosla "Fenugreek" 1995
45 Kim "Dioscorea" 2014
46 Kaurinovic "Trifolium" 2012
47 Lam "Red Clover" 2004
48 Vadeboncoeur "Red Clover" 2017
49 Chen "Phytoestrogens" 2015
50 Wang "Biochanin A" 2007
51 Budryn "Red Clover" 2018
52 Sharma "Asparagus" 2011
53 Gupta "Asparagus" 2011
54 Shamsa "Glycyrrhizin" 2010
55 Sadeghi "Licorice vaginal cream" 2019
56 Barton "Valeriana" 2011
57 Malva "Valeriana" 2000
58 Dorn „Baldrian" 2000
59 Hiller „Phytopharmakon mit Amitriptylin" 1995
60 Dorsch "Unruhige Kinder" 2016
61 Stough "Bacopa" 2001
62 Calabrese "Bacopa" 2008
63 Kaustubh "Neurocognitive Effect" 2017
64 Wang "Codonopsis" 1996
65 Singh "Dangshen" 2004
66 Kasper "Lavender oil" 2014
67 Woelk "Lavender oil" 2010
68 Watson "Lavender" 2019
69 Ferreira "Acetylcholinesterase inhibition" 2006
70 Linde "St. Johns wort" 2008
71 Chatterjee "Hyperforin" 1998
72 Bachmann „Hochdosiertes Johanniskraut-Extrakt" 2017
73 Shukla "Mucuna pruriens" 2010
74 Brauckmann „L-Dopa aus den Bohnen" 2010
75 Rana "Dopamine meditated" 2014
76 Münte "Oxazepam und Kava" 1993

[77] Wheatley "Stress-induced insomnia" 2001
[78] Pittler "For treating anxiety" 2003
[79] Sarris "Kava" 2013
[80] Mori "Hericium" 2007
[81] Nagano "Hericium" 2010
[82] Lekomtseva "Rhodiola rosea" 2017
[83] Gibbert "Passion Flower Dry Extract" 2017
Darbinyan "Rhodiola rosea" 2000
[84] Spasov "Rhodiola rosea" 2000
[85] Moss "Plasma 1,8-cineole" 2012
[86] Seyedemadi "Rosemary" 2016
[87] Habtemariam "Rosemary" 2016
[88] Perry "Sage, rosemary" 2017
[89] Yamamoto "Amla" 2016
[90] Saeed "Emblica" 2007
[91] Variya "Emblica officinalis" 2016
[92] Biswas „Emblica officinalis" 2014
[93] Aluko "Baobab" 2016
[94] Coe "Baobab" 2013
[95] Bradwejn "Gotu Kola" 2000
[96] Orhan "Neuroprotective potential" 2012
[97] Patel "Asiaticoside" 2016
[98] Kapil "Tinospora" 1997
[99] Prince "Tinospora" 2004
[100] Patel "Dihar" 2009
[101] Sarma "Tinospora" 1996
[102] Ly "Steryl glycosides" 2007
[103] Bounda "Polygonum" 2015
[104] Klein "Fo-Ti" 2003
[105] Porter "Sambucus" 2017
[106] Hawkins "Black elderberry" 2019
[107] Zakay-Rones "Sambucus" 1995
Zakay-Rones "Elderberry extract" 2004
[108] Mishra "The Chinese Rasayan" 2011
[109] Yu "Gypenoside" 2016
[110] Huyen Gynostemma" 2013
[111] Li "Gynostemma" 2016
[112] Verma "Moringa" 2009
[113] Schäfer "Cytokinins" 2015
[114] Lappas "Zeatin" 2015
[115] Rattan "Zeatin" 2005
[116] Zheng "Seabuckthorn" 2011
[117] Bazzucchi "Quercetin" 2019
[118] Klappan „Quercetin" 2014
[119] Olas "Hippophae" 2016
[120] Munroe "Coriolus" 2004
[121] Benson "Trametes" 2019
[122] Torkelson "Trametes" 2012
[123] Tsang "Coriolus" 2003
[124] Luk "Chemopreventive effect of PSP" 2011
[125] Oba "Polysaccharide" 2007
[126] Ohwada "Tegafur/Uracil" 2004
[127] Zanatta "Anthocyanin" 2005
[128] Yazawa "Camu-Camu" 2011
[129] Gabay "Interleukin-6" 2006
[130] Myoda "Camu camu" 2010
[131] Glamoclija "Chaga" 2015
[132] Park "Inonotus" 2005
[133] Pan „Chaga" 2013
[134] Kahlos "Inonotus" 1996
[135] Song "Cordyceps" 2015
[136] Chen "Cordyceps" 2009
[137] Jordan "Cordyceps" 2008
[138] Koh "Activation of Macrophages" 2002
[139] Chturvedi "Kalmegh" 1983
[140] Saxena "Andrographis" 2010
[141] Singh "Andrographis" 2003
[142] Puri "Immunostimulant agents" 1993
[143] Fujimiya "Agaricus" 1999
[144] Hetland "Agaricus" 2011
[145] Wang "Noni" 2012
[146] Basar "Moringa" 2010
[147] Palu "Moringa" 2012
[148] Chang "Noni" 2013
[149] Schafer "Moringa" 2008
[150] Brito "Moringa" 2009
[151] Melchart "Echinacea" 1994
[152] Raduner "Echinacea" 2006
[153] European Medicines Agency 2014
[154] Ghaemi "Echinacea" 2009
[155] Sachin "Echinacea" 2007
[156] Chen "Reishi" 2004
[157] Gao "Ganoderma" 2003
[158] Joseph "Ganoderma" 2011
[159] Shieh "Ganoderma" 2001
[160] Wang „Ganoderma" 2018
[161] Miura "Beta-D-Glucan" 1996
[162] Vetvicka "Phycarine" 2006
[163] Quiaojing "Astragalus" 2012
[164] Li "Astragalus" 2019
[165] Wan "Astragaloside" 2013
[166] Shi "Regulatory action" 2001
[167] Lei "Astragalosides" 2003
[168] Raheman "Ocimum" 2011
[169] Bharath "Ocimum" 2011
[170] Mondal "Tulsi" 2011
[171] Moustakas "Guaraná" 2015
[172] Schimpl "Guarana" 2013
[173] Bayard "Flavanol" 2007
[174] Kühn "Cocoa" 2018
[175] Szopa "Schisandra" 2017
[176] Szopa "Schisandra" 2018
[177] Arletti "Turnera" 1999
[178] Cicero "Siberian ginseng" 2004
[179] Wintther "Russian Root" 1997
[180] Barkan "Eleutherococcus" 1980

Schlagwortregister